物語としての痴呆ケア

小澤 勲
土本亜理子

三輪書店

まえがき

小澤　勲

本書は、拙著『痴呆を生きるということ』の続編である。

二〇〇三年七月、私は『痴呆を生きるということ』を岩波新書として上梓した。これは、病を得、生命の限りが近いことを知って書いた、いわば私の遺書である。

この本は私の予想を遥かに超えて二〇〇四年六月現在、ほぼ六万部が市場に出ていて、思いがけず多くの方々に読んでいただいている。ありがたい限りである。

しかし、私の本が売れている、という実感はほとんどない。痴呆を病む人の、そして彼らとともに生きてこられた方々の思いが、たまたま私という道を通って、世間に届けられている。私はそれをちょっと離れたところで見ていて、「よかったなあ」と喜んでいる、というふうなのだ。

『痴呆を生きるということ』を上梓して、多くの方々から身に余るお言葉を頂戴した。なかでも実際に在宅介護にあたっておられる方々、あるいは痴呆ケアの現場におられる方々から、「毎日大変ですが、あの本を読んで少し元気になれました。明日から気持ちを新たにしてがんばれそうです」と言っていただいたのが、なんといってもうれしい。この本が書けてよかったと感じている。

ただ、少し時間が経ってみると、あの本では書ききれなかったことが見えてきて、続編が必要であろう、と考えた。それは痴呆ケアの技術面というか、理論化という課題である。しかし、私自身は、とうてい活字と取り組めるような状況にはなかった。

そこで、私の思いを土本亜理子さんにお願いしてかたちにしていただいた。

彼女とはビデオ『痴呆ケアの基本視点』（三輪書店）の制作過程で知り合い、私の知人でもある、わが国の言語療法の第一人者、綿森淑子先生と組んで上梓された『純粋失読』（三輪書店）や、最近上梓された、ターミナルケアを扱った『「花の谷」の人びと』（シービーアール）の元原稿を読んで、お願いするなら彼女をおいてない、と考えた。『痴呆を生きるということ』を岩波新書から出すよう橋渡しをしてくれたのも彼女である。

彼女は東京に住む人だが、三年前まで私が施設長をしていた介護老人保健施設「桃源の郷」（広島県三原市）に通って、スタッフや家族らの肉声を二〇本以上のテープに収めてくれた。

さらに、津での講演を開催してくれた私の古い友人、柳誠四郎氏が施設長をつとめる「れんげの里」、伊藤美知さんの主宰する「デイハウス沙羅」にも赴き、精力的かつ緻密な取材をしていただいた。

ただ、これだけではどうしても物足りない、私の肉声を収録したいと言われ、私の講演記録のいくつかをテープから起こして、どれかを選び、手入れするよう求められた。しかし、講演記録を書き下ろしの文章に代えて本の中核に置くというのはあまり感心したことではないので、はじめはあまり乗り気ではなかった。しかし、私が二〇〇四年一月に津で講演した記録を読んで、これならなんとかという気持ちになった。

今では、分かりやすさという点で、このようなスタイルをとってかえってよかったのではないか、とやや弁解気味に感じている。


第一部は、このようないきさつで収録されたものである。もっとも講演録にはかなり加筆し、講演終了後、個人的に受けた質問も会場でなされたかのように書いている部分もある。ご容赦いただきたい。

第二部は、土本さんが、緻密な取材をもとに、私が講演で触れることができなかったことを補ってくれた。第一部でお話したことの背景、出自を明らかにしてくれただけでなく、私がスタッフともども悩み悩み辿った「桃源の郷」の道程を明らかにしていただいたのである。

そのなかで私ですら忘れていたような文書までが日の目を見ることになった。それがどの程度、読者にとって意味あるものかは分からないが、少なくとも私たちには懐かしいだけではない、自分たちの実践を振り返って文章化する際に欠かせない資料ではある。

また、「桃源の郷」の痴呆ケアの具体相が分かりやすく描かれており、そのなかに置かれると、案外、このような実践記録が意味をもち、興味をもたれる方が出てくるかもしれない。

さらに、何人かのご家族にもお忙しいなか、あるいはすでに看取りを終えられたのに、取材を受けていただいたようで、ありがたい限りである。

「デイハウス沙羅」の伊藤さんの実践は、これからの痴呆ケアの一つの方向を指し示している。私の講演などはその基礎工事でしかない。彼女のような情熱をもって実践が積み重ねられ、論理化への努力が各所でつづけられる限り、わが国の痴呆ケアは今後、大きく進展するに違いない。

「れんげの里」の柳さんの話は感動的である。とくに、今の施設は通過点で、今後の展開のスタートにすぎないという彼の言葉は、私たちに勇気を与えてくれる。「人に迷惑をかけない生活」なんて貧しい、「迷惑をかけ合う社会」を目指したいという彼の志は素晴らしい。彼は自閉症者の施設を主宰していて、直接的には痴呆ケアと関係ない場にいるのだが、痴呆のケアにも新たな光を与えてくれるはずである。

本の題名は『物語としての痴呆ケア』とさせていただいた。痴呆を病む人の言葉や行動をただ表面的に受け取るのではなく、その裏に広がる物語として読み解くという私の痴呆ケア論の中核を示したかったからである。なお、痴呆という語が差別を生むとの考えから、近々、名称の変更が行われる予定である。ただ、結論がまだ出されていないので、この本では痴呆という語をそのまま使用することにした。

広くご意見、ご批判を寄せていただき、ここから新たな痴呆ケアへの一歩を刻む共同作業が出発できれば望外の幸せである。

目次

目次

装幀　渡辺美知子
表紙写真　小澤　勲

第一部　物語としての痴呆ケア

二〇〇四年一月一一日、三重県津市で小澤勲さんの講演会が開かれた。主催者は小澤さんの旧友であり、自閉症を中心とした知的障害者の施設「れんげの里」の柳誠四郎施設長と、痴呆症者の通所施設「デイハウス沙羅」を主宰している伊藤美知さんだ。

当日の会場には、看護・介護スタッフ、作業療法士、大学教員、福祉専門学校教員、行政の職員……など専門家とともに、痴呆のお年寄りを抱える家族の姿もあった。

本稿は、講演記録をもとに、後日、小澤さん自身の手によって加筆・整理されたものである。

採録　土本亜理子

講演会を開くにあたって

知的障害者更生施設「れんげの里」施設長　柳　誠四郎

柳です。この講演会を企画した一人としてご挨拶させていただきます。

私が小澤さんと知り合ったのは、もう三〇年以上前になります。小澤さんが京都府立洛南病院に勤務を始められた頃ですが、その傍ら、ある知的障害児施設の嘱託医をしておられたのが縁だったと思います。以後、私にとっての小澤さんは、てんかんに対する投薬のあり方を教えていただく医師であったり、精神医学界の改革で先頭に立つ小澤さんであったり、自閉症研究者の小澤さんであったりしました。そんな小澤さんが、いつの間にか痴呆のケアに取り組んでおられて、「知的障害と痴呆とは、治療もケアに対する考え方も、とても似ているんだよ」とおっしゃるようになりました。

しかし、私にとって小澤さんは、それ以上に人生の師でした。ちょっと大きな迷いごとがあると、ご自宅に伺ったり、電話したりしてアドバイスを受けてきました。そんな時、たまたま自閉症児の話になり、彼らがまったく心を閉ざしているのかどうかということが話題になりました。もう覚えておられないかもしれないですが、目の前にかざした自分の掌の指の間から彼らがチラチラこちらを見ているのをどう理解するんや？　というようなことを言われました。

このような行動は自閉症児によく見られる行動の一つなのですが、自閉症児は人と人とのつながりを断っているのではない、普通とは違っていようが、周りからは歪んで見えようが、彼らは彼らなりの方法で人とのつながりを求めているのだ、ということを小澤さんはおっしゃりたかったのだろうと思います。

その頃、私は知的障害者の入所施設にいまして、職員を増やせば利用者の豊かな暮らしが実現できるという論を張っていました。その時、小澤さんに、「鉄条網が人に変わるだけじゃないのか」と言われました。人の量よりむしろ質を問題にされ、また、ケアの場というか、彼らが暮らす場をどう考えるのかと問いかけられました。その時、えらくショックを受けて、そのショックが今日までの私の生き方を方向づけています。

私は今日、理屈抜きにとってもうれしい。小澤さんが最近ご病気を抱えられ、体調を崩されたと聞いて、心が揺れました。それでも、どうしてももう一度お話を聴きたいと無理を言い、来ていただきました。

私は今日の講演を、小澤さんの文章にならって言うなら、小澤さんが今、世界をどう見ているのか、心のありかはどこにあるのかを推しはかり、小澤さんの心に寄り添う聴き方ができれば、と考えております。そして、小澤さんからのメッセージを私たちなりに受けとめ、自分自身のなかで、また自分たちの実践のなかで育み、次の世代に引き継いでいきたい、と考えています。どうぞよろしくお願いいたします。

小澤　柳君、ありがとう。そうですか、そんなにラジカルなことを言っていましたか、当時の私は。今は、痴呆ケアには人の質が何より大切だけど、その質を確保するには最低限の量が必要。現在の厚生労働省基準では、その最低限にさえとうてい達していないと言っていますね。

また、「在宅介護者をボロボロにしてまで、かたちだけの在宅にこだわるな。入所を悪と決めつけ、入所を求める在宅介護者を責めるようなことがあってはならない」とも言っています。ご家族には、「在宅介護をがんばって！　私たちもできるだけお手伝いしますから……。でも、どうしても困り果てたら、私たちに一時的にでも任せてよ。施設には施設のよいところがあるはずだから」と呼びかけています。

むろんそう言い切るためには、かたちだけに陥った在宅介護よりずっと豊かな暮らしが保障できる施設を私たちがつくって、入っていただいた方々に「ここに来てよかった」と感じていただけるようでなければだめです。

ところで、一昨年、私は柳君が施設長をつとめて今年で三年になる自閉症者の施設「れんげの里」を訪れて、とても感動しました。でも、この話をしていると、どんどん話が広がりそうなので、機会があればということにして、早速本題に入りましょう。

1 クリスティーン・ブライデンさんの話

今日の話は、お集まりの方々の大半が読んでいただいていると聞いている、私が昨年（二〇〇三年）に出版した『痴呆を生きるということ』（岩波新書）では書ききれなかったこと、あるいは出版後に考えてきたことです。つまり『痴呆を生きるということ』の続編です。その中心は、痴呆を病む人の体験を基盤にして痴呆ケアを考えるという課題で、痴呆ケアの技術論序説とでも言えるものです。

このようなことを考えるきっかけになったのは、なんといっても昨年（二〇〇三年）一一月に岡山と松江でクリスティーン・ブライデンさんの来日講演を聴き、私もジョイントで講演を行い、数日ごいっしょさせていただいた感動的な体験です。

その模様はNHKテレビの番組「クローズアップ現代」や「生活ほっとモーニング」で『痴ほうの人、心の世界を語る』という題などで放映されました。

これらの番組に加えて、彼女の著書、講演、そしてごいっしょさせていただいた数日のエピソードをもとに、今日の話を組み立てたいと考えております。

略歴

クリスティーン・ブライデンさんはオーストラリア政府のブレインとして数人のスタッフを束ねて仕事をされていた、とても有能なお役人だったようで、国家公務員勲章まで授与されています。

ところが、一九九五年、彼女四六歳の時、道に迷いそうになったり、強い片頭痛に悩まされたりするようになります。そして、受診の結果、アルツハイマー病の診断を受けて退職します。

その三年後、彼女は一冊の本を書きます。『Who will I be when I die?』が原題ですが、邦訳は『私は誰になっていくの?』(桧垣陽子訳、クリエイツかもがわ、二〇〇三年)として出版されています。私も翻訳の一部をお手伝いさせていただき、一文を寄せています。その頃、彼女はシングル・マザーで、この本の著者名はクリスティーン・ボーデンになっています。

一九九八年、前頭側頭型痴呆と再診断されています。これは最近学会などでよく論議されるようになったアルツハイマー病とは異なる痴呆の類型ですが、前頭側頭型痴呆だとすると社会的逸脱行為がまったくみられず、性格変化もほとんどないなど、ちょっと首を傾げたくなります。どうしてこのような診断名の変更が検討されたかは憶測に頼るしかないのですが、後に述べる機会があるだろうと思います。

一九九九年、ポール・ブライデン氏と再婚。クリスティーン・ブライデンになります。結婚相談所で紹介され（というのが、なかなかかわいいでしょう?-）、最初のデートの時に、彼女は「実は、私、アルツハイマー病なの」と打ち明けました。ブライデンさんは、「そう、じゃあ、なんとかやっていけると思うよ、僕たち」と答えられたのだそうです。

講演会で、「日本では、そのような場合、なかなか結婚までには至らないのが通例なのですが、どうして受け容れられたのですか」という遠慮のない質問がポールさんに向けられました。

ポールさんはちょっと苦笑して、「確かに、世界でも例がないかもしれませんね。さあ、なぜでしょうね。自分でもよく分かりません。でも、正しい判断だったと今も思っていますよ」と淡々と答えておられました。ポールさんご自身がアルツハイマー病の親御さんを介護した経験があおりだったようですが……。でも、クリスティーンさんもですが、ポールさんはとてもいい人だったですよ。私はすっかり魅せられ、大好きになってしまいました。そこで予定にはなかったようですが、私が出しゃばって、クリスティーンさんに許可を得て、彼女の講演後にポールさんにも壇上に上がってもらい、質疑応答に参加してもらいました。写真は講演中とレセプション会場でのお二人です。仲良いでしょ（笑）（**写真1、2**）。

二〇〇一年、彼女はニュージーランドで開かれたアルツハイマー病協会世界会議の集まりで病者として初めて基調講演し、それが縁で二〇〇三年に来日され、岡山、松江で講演会がもたれました。

そのいきさつをくわしくお話すると面白いことがたくさんあるのですが、要点だけをお話

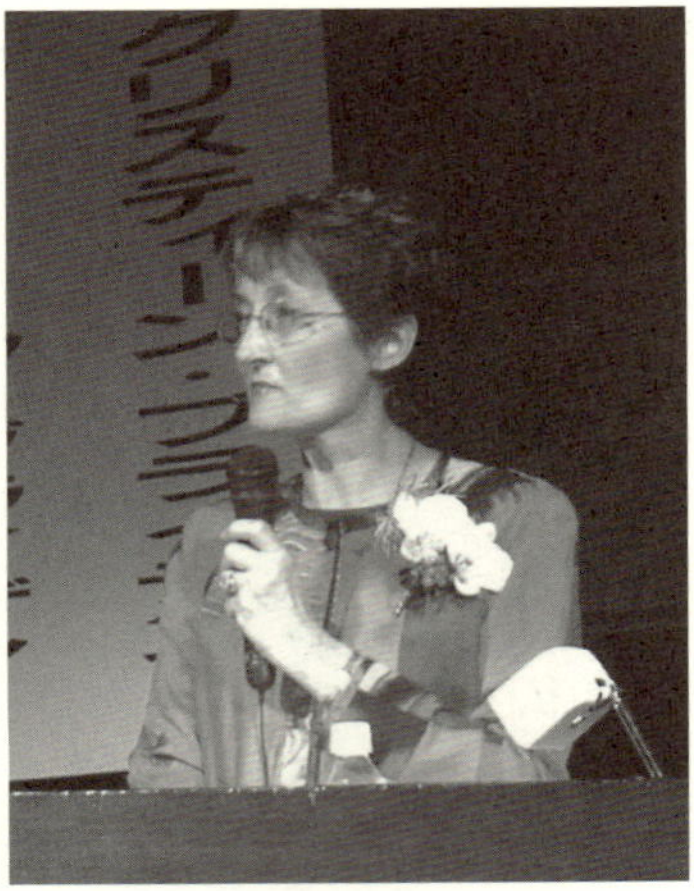

写真１　講演中のクリスティーン・ブライデンさん

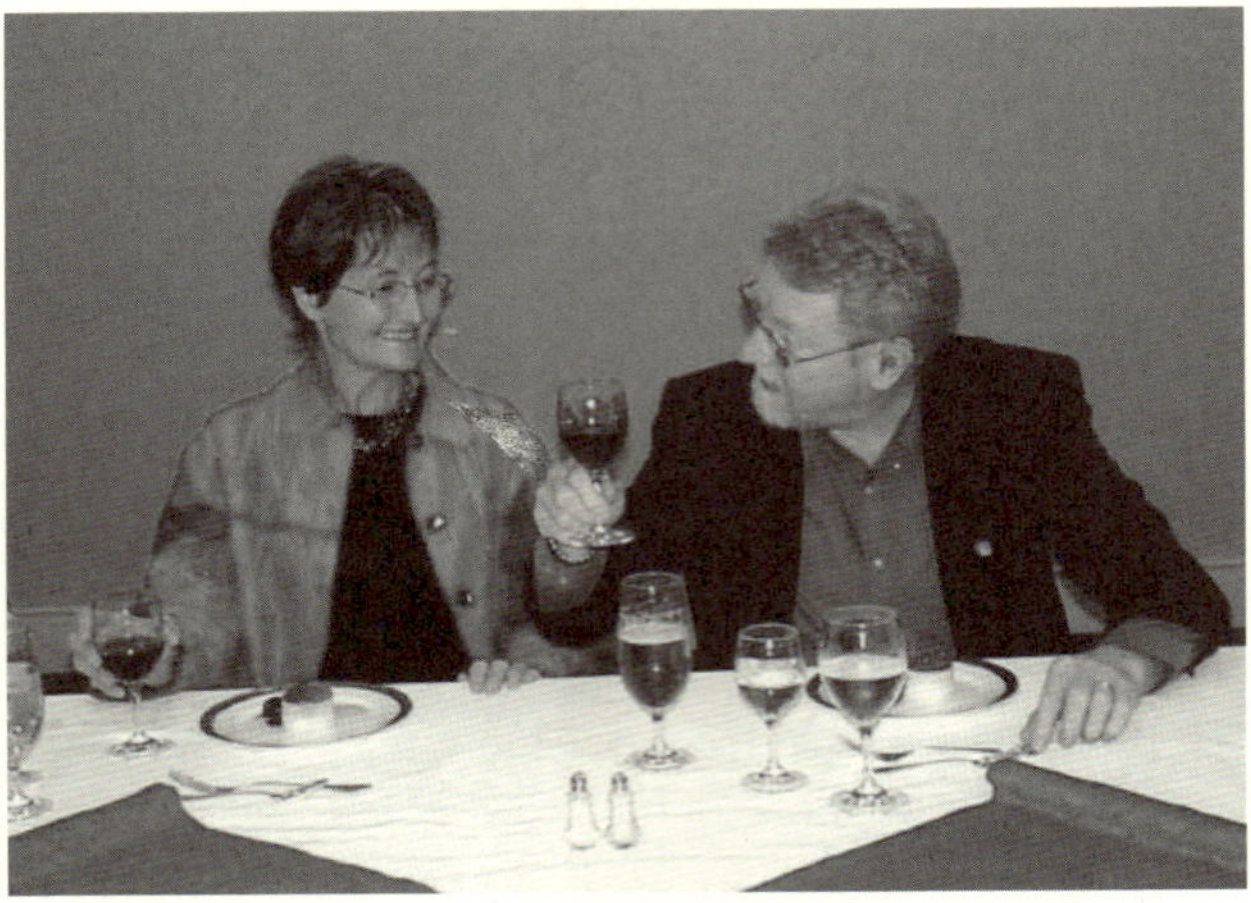

写真２　レセプション会場のクリスティーン＆ポール・ブライデンさん

写真１，２提供：石倉康次広島大学教授

すると、出雲で「小山のおうち」という痴呆のデイケアを長年やってこられた看護師の石橋典子さんが先の世界会議に出席されていたのです。英語の分からない石橋さんは何が語られているかさえ分からないままにクリスティーンさんの講演を聴き、感動して（！）著書にサインしてもらって帰国し、英語の分かる人に読んでもらって初めて（！）彼女がアルツハイマー病者であることを知ったのです。石橋さんはすぐにオーストラリアに飛んで行き、英語ができる同行者の誰よりも彼女と仲良くなり、来日を約束してもらって今回の講演会になったのです。

世の中にはすごい人がいるものでしょう？　でも、痴呆ケアは言葉の世界を超えているという私の長年の主張を、石橋さんに身をもって示していただいたということでもあります。そして、石橋さんとは以前からの知り合いだった私にもお呼びがかかり、ジョイント講演ということになったのです。

講演会で

クリスティーンさんは「痴呆を病む者からみた痴呆症」という題で講演されました。「私は痴呆に関する講演者としては例外的な、痴呆症を抱える当事者です。私の経験や他の痴呆症をもつ友人の経験を交えながら、この病を抱えて生きる私たちの旅がどのようなものか、お話したいと思います」（馬籠久美子訳）と語り始められました。場内は熱気と水を打ったような静けさで息苦しいほどでした。

まず、診断を受けた当時を振り返って話されました。

「一九八八年から頭痛や混乱があり、道に迷ったりしていましたが、ストレスの高い仕事や個人的な事情のせいだと思っていました。ところが、一九九五年にCTスキャンをとったところ、アルツハイマー病と診断されました」

その際、「一一五歳の脳」と言われたそうです。確かに私がMRIの画像を見ても彼女の脳萎縮はきわめて高度です。そして、「五年で完全に痴呆になり、それから三年で全介護状態に陥り、死ぬ」と告知を受けます。

クリスティーンさんは、「私は、一夜にして『痴呆の人』になってしまったのです」と言われます。この感覚、お分かりでしょうか。むろん、病名告知と経過の予測にショックを受けられたのですが、それと同時にクリスティーン・ボーデン（当時）という誰にも譲れない固有名詞をもった一人の人が「痴呆の人」という無名の存在になってしまったと感じられたのです。彼らへのケアは、もう一度、固有の名前をもった「＊＊さん」を取り戻すことでなければならないと私が考えてきたのは、ここのところです。

また、痴呆という告知には、えてして以後は受動態として、つまり自らの選択によってではなく、人の手を借り、人の指示に従って生きていくしかないという含意があります。ですからこそ、少しでも彼らの思いに添う、彼らを主人公にした暮らしをつくるためのケアを提供し、その含意が誤りであることを示したいと考えつづけてきたのです。

さて、診断後の二年間、クリスティーンさんは、「痴呆の烙印を押されたことで変わってしまった私の人生を生きることに必死でした。私は恥ずかしいと感じて、社会から引きこもりました。このような孤立は、痴呆の烙印を押された結果であることが多いのです」と言います。

そのような自分の気持ちを書くようにすすめられて彼女は『私は誰になっていくの？』を書くのです。診断から三年後のことでした。

そして、気づくのです。私たちは「認識する自己」よりもずっと大きな存在であり、この世界で他者と関係をもつ「感情的自己」である。さらに、私たちは神とのつながりにおいて「霊《スピリチュアル》的存在としての自己」である。ここで彼女の言う「感情的自己」とはほとんど人と人とのつながりのなかで生きている自分、というほどの意味です。そして「痴呆症の診断を背負いつつ、いかに前向きに生きるかを学ぶ長い旅がつづいています」とおっしゃいます。

この後、クリスティーンさんは暮らしのなかでどのようなことに困り果てるのか、どのようなことを避けてほしいのか、どのようにかかわってほしいのかを詳細に語ってくれました。その内容は整理して、後でお話しましょう。

テレビ番組では、「自分が自分でなくなってゆくことの恐怖を抱えて生きているのだけれど、ポールに助けてもらいながら、過去でも未来でもなく、今この時を生きることこそが大切なのだ」と言われていました。そして、「限られた時間のなかで痴呆を抱える人のための活動に参加したい。また、誰のためでもなく自分のための時間がほしい。そして、ポールと二人で生きていける時間を一年残したい」とおっしゃっていました。

ポールさんは、「自分が今やっていることは、これまでの介護概念とは違って、一方的に介護するのではなく、彼女とともに痴呆と向き合うケア・パートナーなのです」とおっしゃいます。「介護は生活のほんの一部で、ごく普通に二人の生活を楽しんでいるのですよ」とも言われました。

これを受けてクリスティーンさんは、「介護漬けにしないでください」「痴呆を恐れ、自分の嘆きの犠牲にして、私たちを一人きりにしないでください」と訴えられ、「自分のなかにある真珠を探しながら、ゆっくりと新しい人生の門出に立ちましょう。そうできれば、私たちはもはや被害者ではなく、生存者（サバイバー）なのです。新たに見つけた真珠を糸に通して、人生の首飾りをいっしょにつくりましょう」と講演を結ばれました。拍手がしばらく鳴りやみませんでした。

彼女の基本的主張は、「従来の痴呆に対する見方は、健常者が外側から見たものである。それは、痴呆を病む者からすると、不満が多く、かなりズレている！　痴呆を病む者の思い、感じ方を知って、かかわってください」ということでしょう。

2 私が考えつづけてきたこと

「痴呆老人からみた世界」

クリスティーンさんのお話を聴いて、私がこれまで考えつづけてきたことは間違っていなかったと安堵しました。実は、一九九八年に（クリスティーンさんが『私は誰になっていくの？』を出版した年です）私は『痴呆老人からみた世界』（岩崎学術出版社）という本を出版しています。これは学術書で、小難しいこともたくさん書いているのですが、その冒頭で、「痴呆老人からみた世界はどのようなものなのだろうか。彼らは何を見、何を思い、どう感じているのだろうか。そして、彼らはどのような不自由を生きているのだろうか」と疑問を投げかけ、それに答えようとしました。

このような疑問をもつことは、専門外の人にとっては、むしろ当然のことと思われるでしょう。だって、この疑問に答えようとせずにケアが行われているなんて信じられないことでしょうからね。

しかし、現実は違います。痴呆についての生物学的研究、画像診断や心理検査についての論文は山ほどありますし、彼らの「問題行動」にどう対応すべきかを述べた介護書も少なからず出版されています。でも、痴呆を抱えた人たちの体験世界、つまり痴呆を病む人からみた世界を解き明かそうとする論考は、とても少ないのです。

そこで、硬い表現ですが、この本のなかで、「対象を理解したいという志をもって痴呆の精神病理に真正面から取り組んだ書はあまりに少ない。……これは、思うに、痴呆老人は従来、処遇や研究の対象ではあっても、主語として自らを表現し、自らの人生を選択する主体として現れることがあまりに少なかったという現実がこのような結果をもたらしたのではあるまいか。それは社会的事態がそうであるというにとどまらず、治療やケアにおいてもそのような存在としてしか私たち臨床家が彼らに対してこなかったということを意味している。これは明らかに私たち臨床家の誤りである」と書きました。

要するに、ケア現場も「痴呆になれば、周囲は困るが、本人は何も分からなくなるのだから幸せだ」という世間的偏見から完全には自由ではない、ということです。そこまで言うのは言い過ぎだとしても「痴呆になれば、自分で自分の生き方を選択し、日々やりたいことをやろうなんてできっこない。無理な願いだ」という決めつけというか、あきらめが覆っているのではないでしょうか。

『痴呆を生きるということ』

前の本の出版から数年経ち、ようやく易しい言葉で書けるようになって『痴呆を生きるということ』（岩波新書、二〇〇三年）を上梓しました。

この本では「痴呆は病だが、病を生きる生き方は百人百様で、それが見えてこないと痴呆のケアはできない」と書きました。先ほども申し上げましたが、一人の固有名詞をもった人間をケアの現場で回復しようとするとどうしてもこうなります。そのための道筋を見つけたいという模索の過程を書いたのが、この本だったのです。

このような考え方は、今回クリスティーンさんがお話になったこととほぼ一致します。それだけではなく、実はこれまで私が語り、書いてきたことと彼女の話や著作は細部にわたっても不思議なほど一致しているのです。前著は一部の方々を除いてあまり評価されなかっただけに、正直なところやはりうれしかったですね。

3 痴呆の医学的知識

痴呆は脳の病気であるといったからには、痴呆についての医学をここでお話すべきなのかもしれません。でも、この話は誰から聞いても同じような話になりますし、いい本もたくさん出ていますから、そちらにお任せしましょう。

ただ、大学の講義ではそうもいきませんから、私もていねいに話します。今日はそのほんの概略をお話するにとどめます。あまり面白くない話ですから、よくご存じの方はしばらく居眠りするなり、今のうちにトイレに行くなりしてください。

痴呆は病気である

まず、痴呆は病気であるということを教えます。正常な死後脳とアルツハイマー病の死後脳の写真を見せて、後者には明らかな萎縮がみられることを示します。また、死後脳の切片を顕微鏡でのぞくとアルツハイマー病では神経原線維変化や老人斑とよばれる特有の病的変化が見られることを話し、それらの写真を示します。さらに、昔は、本当の診断は死んでか

表１　良性健忘と悪性健忘

良性健忘	悪性健忘
体験の一部を忘れる	体験したこと自体を忘れる
進行しない〜ゆるやか	進行が早い
見当識障害はない	見当識障害がある
自覚している	自覚できない
日常生活に大きな支障なし	日常生活に支障あり
幻覚妄想状態はない	幻覚妄想状態・作話・徘徊がある

らしか分からないと言われていたが、今はＣＴやＭＲＩなどという画像診断が発達して生前からかなりの程度、脳の状態が分かるようになり、診断が正確につくようになったと言い、それらの画像を見せます。

また、臨床的にみても年をとれば誰にでも起きるもの忘れ（良性健忘）と痴呆のもの忘れ（悪性健忘）とは違うことを教えます。ここでは教科書に載っている比較の表だけをあげておきます。ただ、この表には再検討すべき課題があるので、後でお話ししましょう（**表１**）。

痴呆の定義

痴呆の定義を知ってもらう必要もあります。「痴呆とは、成人に達した後に起きる持続的な知能の低下をいう。ただし、意識障害のために起こった認知障害は含めない」というのが一般的定義ですが、より詳細にＩＣＤ-10（国際疾病分類第10版）の定義などをあげて説明することもあります。

痴呆は症状群である

さらに、痴呆は記憶障害、見当識障害、言語障害などが集まった症状群であることを教えます。福祉系の学生は医学的見方に慣れていませんから、ここのところは少し詳しく話します。

たとえば、このようにです。

医師のもとに患者さんが不調を訴えて来ます。発熱、咳、しんどい、などです。これは医学的には症状と言います。もし、「熱があります」と言うと、医者があまり診察もせずに「あ あそうですか、じゃあ解熱剤出しましょう」。「先生、しんどいんです」と言うと、「じゃ、咳止めを出しておきましょう」と答える。「咳もあるんです」と言うと、「じゃ、点滴を受けて帰ってください」。こんな医者はまずいないでしょうが、もしいたら、間違いなくやぶ医者です（笑）。

同じ発熱、咳、全身倦怠という症状の裏にはいくつかの異なる疾患（たとえば普通の風邪、インフルエンザ、肺炎、結核……）があり、それぞれに異なる治療が必要だからです。

また、同じ疾患でも原因が異なると、異なる治療を行わねばなりません。たとえば肺炎と診断しても原因が肺炎球菌である場合と、ＭＲＳＡである場合、ＡＩＤＳウイルスである場合では治療がまったく違いますから。

つまり、症状の基礎にある疾患を見つけだし、疾患の原因を特定して、そこに治療を施し、原因を取り除くことができれば疾患は治り、症状は消える、と考えるのです。このような考えではうまく対応できない病気もたくさんありますが、それでもこのような考え方が医学の基本であることに違いはありません。

ここでちょっと横道にそれますが、痴呆ケアで皆さんは先ほどのやぶ医者と同じことをやっていないでしょうね。眠れないから眠剤、妄想があるから安定剤を医師に求める、ものです。集めをどう止めさせるかと考え、見守りを強化する、徘徊、攻撃性への対応策を検討する……それらの症状や行動の成り立ちを考え、その大本にケアを届かせるのではなく対症療法的ケアに終始するのでは、先ほどの医者をやぶ医者と笑えませんよ。

痴呆の基礎疾患の特定

痴呆は症状レベルの概念ですから、その基礎にある原因疾患をはっきりさせる必要があります。痴呆という症状の基礎にはとても多くの疾患がありうるのです。詳しく言えば、一〇〇近くあるでしょうか。そのなかにはレビー小体病、前頭側頭型痴呆などの比較的新しい、最近学会で話題になっているものもあります。

これらのなかには手術で治ってしまう病気もあれば、投薬で改善する病気、薬物依存に基づく痴呆のように薬物を止めれば治る、あるいは改善する病気もあります。それらを一律に「老年期痴呆」で済ませて生命までなくしてしまうようでは医療過誤です。

ただ、これらの痴呆をもたらす疾患のなかで、アルツハイマー型痴呆と脳血管性痴呆が代表的疾患で、この二つで痴呆全体の七～八割ですが、現代の医学的処置ではこれらの疾患を完全に治せるというわけにはいかないのです。

まあ、こんなことを、大学の講義ではもっと詳しく、分かりやすく講義するのです。

4 物語としての痴呆ケア

分かるということ

さて、ここからが今日の本題で、「物語としての痴呆ケア」と名づけました。これはちょっと耳慣れない言葉でしょうから、まず私が出会った痴呆を抱える一人の女性を紹介することで、私の意図を説明しましょう。痴呆に随伴する妄想のうちもっとも頻度の高いものの盗られ妄想の一例です。

現在、八三歳。「男運」が悪く（本人の言葉です）、五人の男性と結婚したのですが、生き別れたり死に別れたりしておられます。その間、畑仕事をしたり、ゴルフ場でキャディをしたりして過ごしてこられました。自分の子どもはなく、今は五人目の夫と死に別れ、息子の嫁と二人で暮らしています。その息子も夫の連れ子で、すでに亡くなっています。親戚は多いはずなのですが、何かと過去にトラブルがあったようで、つきあいはきわめて限られているようでした。

痴呆が始まり、私たちの施設「桃源の郷」のデイケアやショートステイを利用されていました。ある時、「自分の人生が一番輝いていた時」というテーマで話し合っていましたが、それぞれがそれぞれの答えをしていたなかで、彼女は「そんな時はない！」と憮然とした表情で言いきられたのが印象に残っています。

それでも、まだ元気で庭掃除をしたり、散歩したりしておられました。毎回ではないのですが、自分の食事は自分でつくることもあったといいます。そのような彼女が、体調を崩して入院されました。そして、退院してきた日から嫁を対象とした激しいもの盗られ妄想が始まり、強い口調で「返せ！」と執拗に迫るようになりました。「盗った」というのは主に通帳やお金です。それらをあちこちに隠して、その場所を忘れてしまうのです。

入院中、お嫁さんが彼女の名義になっている今の土地を自分の息子の名義にしてほしいという申し出をしたそうです。彼女が今もっとも信頼しているのがこの孫なのでうまくいくと思ったらしいのですが、それが妄想のきっかけでしょう、とお嫁さんは言っています。

彼女は「波瀾万丈の人生を自分の力で乗り切ってきた人」（私が敬愛する室伏君士先生の言葉です）で、「嫁に下《しも》の世話をされるくらいなら死んだ方がマシ」と考えるようなお人柄の方です。でも、入院した時は「これからは嫁の世話になるのか」とつくづく感じられたでしょう。それは彼女にとってはまさに死ぬほど辛い未来と映ったに違いありません。そこに名義変更の申し出です。おそらく「最後の砦」はお金であり、土地財産であると考えてこられたに違いない彼女にとって、それがどれほど心の傷になったかは分かりすぎるほどよく分かりますね。

しかし、彼女の人生の軌跡を知らないと「痴呆が進行して妄想が出現した」としか言いようがないのです。実際、痴呆外来などで、そのような説明しか受けてこられなかった人たちを私はたくさん知っています。入院を契機に彼女の痴呆が少し深まったのは事実です。ですから、このような「分かり方」も決して間違いではないのですが、でもこの断言を彼女に固有の物語とは言えませんよね。

ところがどうでしょう。彼女の人生の軌跡を知り、人柄を知り、妄想出現の直前に起こった出来事を知っていると、彼女のもの盗られ妄想はさもありなん、という「物語」として見えてきませんか。それをさらに明確な言葉で表す必要はあるでしょうが、それはちょっと後回しにしましょう。

ただここで、一つの見方に偏って分かったような気になり過ぎてはいけない、ということも申し上げておきましょう。確かに、彼女がもの盗られというテーマを選びとったことは、何となく分かります。でも、なぜ彼女は妄想というかたちを獲得することができたのでしょう。当面、ここまでの情報だけで説明しようとすれば、彼女は悪性健忘のために自らのもの忘れを「自覚できない」。だから、自分が置いた、あるいは隠したところを忘れ、忘れたこと自体を自覚できないために妄想に移行したのだ、ということになります。

しかし、このような説明はまだ「外側からの見方」です。こういう読み方は「痴呆を病む者からすると、かなりズレている」はずで、先の「痴呆が進行して妄想が出現した」という言い方とあまり違いはありません。妄想というかたちの獲得もまた物語として読み込もうとするなら、痴呆を抱えることの不自由を彼らの体験として理解しようとしなければならないでしょう。後に詳しくお話しましょう。

中途半端な説明で申し訳ありません。でも、「物語としての痴呆ケア」という言葉には、これまでのような「外側からの分かり方」ではなく、「痴呆を病む人の体験をもとにした分かり方をしよう」という私の気持ちが込められていることだけは最初にお伝えしておきたかったのです。

そして、私たちがこの時点で抱えた課題は、

①痴呆を病む人の人生を知って、彼らの症状や行動を彼ららしい表現として理解する

②痴呆を病む人の不自由を知って、彼らに届けるべきケアに具体的なかたちを与える

という二つです。

①は『痴呆を生きるということ』で、「ストーリーを読む」と書いた課題と同じです。最近言われ出したナラティヴセラピー(一人ひとりの物語を尊重する治療)もほぼ同じ内容をもっています。ただ、私の知る限り、このナラティヴセラピーは概念が先行した割には、現場ではその内実はまだ十分獲得できていないように思います。

②は『痴呆を生きるということ』では十分には展開できなかった課題で、①が縦断的物語である(story と history とは同じ語源をもっています)とすれば、②は横断的に、つまり今という時点で解析され、理解されるべき課題です。

キットウッドの公式

ここで「キットウッドの公式」を紹介しておきましょう。それは、以下のようなものです（Kitwood, T.: A dialectical framework for dementia. In R. T. Woods（ed）, Handbook of Clinical Psychology of Ageing. John Wiley & Sons）。

D（痴呆を生きる姿）＝P（性格）×B（生活史）×
H（身体条件）×NI（脳損傷）×SP（社会意識）

キットウッドの公式は、痴呆を生きる姿は決して医学的所見だけで理解できるものではない。人柄（personality）、生きてきた軌跡（biography）、今の暮らしの状況、つまり、どのような社会、どのような地域、どのような家庭で彼らが生きているか、痴呆について社会、地域、家族がどのような意識をもっているのか（social psychology）、そして身体条件（physical health）、脳損傷（neurological impairment）という複数の要因をかけ合わせてできあがっているものである、というわけです。

物語を紡ぐ

正しい考え方だと思います。ただ、これはあくまで公式で、それ以上でもそれ以下でもありません。つまり、これは抜け落ちなく情報を集めるための指標にはなりますけれど、それが現実のケアにすぐさま結びつくというものではありません。

この公式は各要因が単なる足し算ではなく、かけ算になっているところがミソでしょうか。つまり、集められた情報をただ並びあげるのではなく、それらの要因がどのように絡み合って、目の前にいる痴呆を病む人の症状なり行動なりをつくっているのか、その成り立ちの過程というか、ダイナミズムというかを考えることを私たちに求めています。ちょうど物語を紡ぎ出すように、です。それは、この公式を知った私たちがなすべき仕事です。

少しやさしくなるために

では、なぜこのような作業が必要なのでしょうか。私は人が人の心を探ろうとしたり、その人固有の人生の再構成を試みるなどという行為は、本来、不遜で傲慢な行為だと感じてきました。

現に、先の「自分の人生が一番輝いていた時」というテーマで話し合ったこと自体がきっと彼女の心を傷つけたに違いありません。それをあえてするのは、私たち専門家の業のようなものです。

長年、精神科医として暮らし、痴呆を病む人たちのケアにあたっていると、こんなにやさしい人がこの世の中にいたんだ、と思わず見とれてしまうような方と出会ってきました。そのほとんどは医師ではなく、現場のケアスタッフあるいはご家族です。彼ら、彼女らは何の情報が与えられなくても、自然に過不足ないやさしさで相手を包み込んでしまうのです。彼らが前に立っただけで、それまで険悪だった人の表情がゆるむのです。そして、あんなに拒否的だった人が本当に言いたかったこと、伝えたかったことを話してくれ、こちらの言うことも聞いてくれるようになるのです。このような人には何の勉強も必要ないなあ、と嘆息したものです。

ですが、私を含めて大半の者はそれほどにはやさしくなれず、苦手の相手があり、ついこちらの方がイライラしてしまうようなこともあるのです。そのような時、その人の抱えている不自由を知り、生きてきた軌跡や現在の状況をその方の人柄と併せて知ると、症状や「異常行動」としか見えていなかったものが、その人らしい表現と見えてきて、「なんか、＊＊さんらしいなあ」とつい苦笑いして、そこでほんの少しやさしくなれるのです。

でも、人の心、暮らしを知ろうとする作業は常に相手を傷つける危険性をはらんでいることもまた忘れてはならないでしょうね。ですから、無理のない自然な日常のおしゃべりのなかで時間をかけて少しずつ彼らの人生を再構成するのが本来でしょう。

5 中核症状と周辺症状

中核症状と周辺症状に分ける

先に進む前に、これもかなり教科書的な知識ですが、確認のためにお話させてください。先ほど「痴呆は症状レベルの概念である」と申しました。正確に言えば、痴呆という概念は、記憶障害、見当識障害、言語・数の障害といった、いくつかの症状の集まりに対して名づけられたものですから、症状群と言うべきでしょう。

さて、痴呆という症状群には実に多彩な症状が含まれています。そこで、痴呆を構成する数多くの症状を中核症状と周辺症状に分けるのが痴呆学の習わしになっています。

まず、中核症状は痴呆になると誰にでも現れる記憶障害、見当識障害、言語障害などの症状を言います。ちなみに、見当識って日常ではあまり使わない言葉ですが、この原語はオリエンテーションです。ですから、今はどういう季節、時間か、ここがどういう場所か、自分の横に座っている、あるいは前でしゃべっているのは誰かといったことについての認知というほどの意味です。

痴呆ではこの順序、つまり時間→場所→人物という順序で見当識障害が進むのが通例です。

一方、周辺症状というのは、誰にでも現れるとは限らない症状で、幻覚妄想状態、いらいら、徘徊、弄便、不眠、攻撃性、収集癖（コレクション）のような症状や行動を言います。このところ学会などではＢＰＳＤ（behavioral and psychological symptoms of dementia—痴呆に随伴する行動心理学的症候）などという言い方もなされています。

痴呆にみられる妄想のなかでもっとも数の多いもの盗られ妄想を例にお話すると、自分の置いたところを忘れてしまって、ないないと言っているうちに（ここまでは中核症状ですね。痴呆になると誰にでも起こりそうなことですから）、「盗った」と言い出す。しかし、自分が置いたところを忘れてしまった人のすべてが妄想を抱くようになるかというと、そんなことはないですね。

とすると、置いたところを忘れた人のうち、ある人は妄想に辿り着くが、ある人は妄想には至らない、ということになります。では、それらを分けるのは何なのでしょうか。そこにはきっとその人特有の事情があるに違いない。それを読み解く必要が出てくる。これが周辺症状を考える際の大きな課題です。

中核症状・周辺症状の成り立ち（図1）

まず、中核症状・周辺症状の成り立ちについてお話しておきましょう。

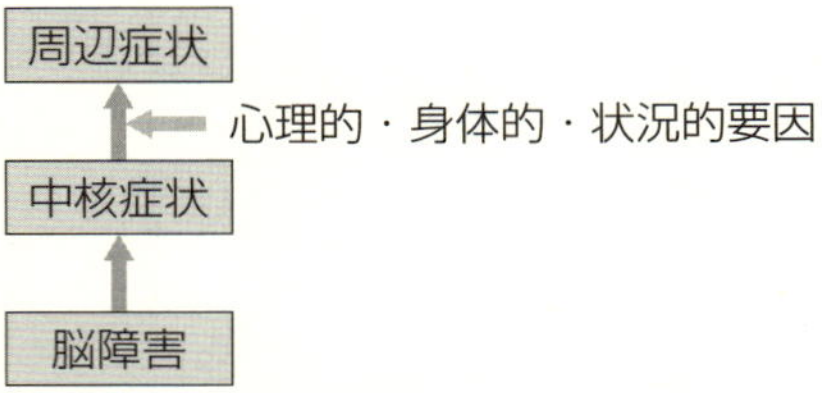

図１　中核症状・周辺症状の成り立ち

中核症状は脳の障害から直接、加工されずに現れます。これは医学的な説明を鵜呑みにするしかありません。たとえば「痴呆の記憶障害は脳萎縮、とくにマイネルト核や海馬の病理と密接に関連して生じる」と言われると、そうなのか、と納得するしかないのです。痴呆の人は忘れたいことがあるから記憶障害が現れる、と考えることはできません。

　ところが、周辺症状の方は、中核症状を抱えて、暮らしのなかで困り果て、右往左往しているうちに辿り着いた終着駅で、こちらは医学的説明によるのではなく、理解すべき対象です。

　先ほど、痴呆ケアには①「ストーリーを読む」という課題と、②痴呆を抱える不自由を、痴呆を病む人の体験として読みとるという二つの課題があると言いましたね。①は主として周辺症状のケアに、②は中核症状のケアに対応していると言ってもよいでしょう。むろん、このような分け方は説明の便宜上のものです。ケア実践という立場から言えば、たとえば周辺症状のケアといっても、周辺症状は中核症状を抱えることで生まれてくるのですから、そのケアに際して、課題①のような方法をとるにしても、②の課題も同時に果たさなければ、仮に一つの周辺症状がなくなっても次々に別の周辺症状が生じてくるでしょう。詳しくは後にお話する機会があろうかと思います。

ケアはどこまで届くか

さて、脳の神経細胞の数は生まれ落ちた瞬間から一個も増えず、何らかの原因で破壊されると決して再生しないという周知の事実があり、ケアによって脳の損傷自体を治す、あるいは改善することはできません。ですから、脳の障害の直接的表現である中核症状（たとえばもの忘れ）をケアによって治してくれ、と言われても「ごめんなさい、それはできません」と言うしかないのです。つまり、中核症状にはケアは届かない、ということになります。ただ、この断言にはちょっと「?」をつけておいてください。その意味は、すぐこの後でお話します。

一方、周辺症状は、先ほどお話したように、中核症状がもたらす不自由のために、日常生活のなかで困惑し、不安と混乱の果てにつくられた症状ですから、暮らしのなかで、つまり、ケアによって必ず治る。これが痴呆ケアの原点です。この確信がないと痴呆のケアはできません。必ず治るはずなのです。

そうは言っても、私たちはいろんな限られた条件（たとえば、周囲の理解が得られずに在宅で介護しているとか、スタッフの人手が足りないとか）のなかでケアにあたっているのですから、一〇〇%治せているか、と問われれば答に窮するのですが、少なくとも理念として、あるいは考え方として治るはずだ、というところから出発します。少なくとも、そう考えてケアにあたり、あるいは在宅介護にあたっておられる方のお手伝いをして、うまくいかなければその原因を考え、ケアがなぜ届いていないのかを再点検するのと、痴呆の症状だから仕方がないとあきらめてかかるのとでは、ケアの質がまったく違ってきます。

事実、私が以前にいた現場では、周辺症状に関する限り、大半の方は入所していただいて数週間でほぼメドがついたのです。これは私たちの大きな共有財産になり、自信に結びついていました。対応に困り果てていても、なに数週間経てばなんとかなっているさ、という余裕のようなものが私たちのどこかにあったのです。それは個別技術を超えて場の雰囲気とでもいうべきものでした。これを、困惑させられる症状や行動が延々といつまでもつづくと感じてしまう職場と比較すると、差は歴然としています。スタッフの気持ちの問題だけではなく、ある一定期間にみられる症状改善率をとってみても、おそらく違っていたはずです。

ご家族に、「痴呆は治らないんですよね」と訊かれることがあります。こうおっしゃる時の「痴呆」には中核症状だけではなく、周辺症状も含まれてしまっていることがあります。そのような時には、中核症状にケアは届かないが、周辺症状はケアで治るということを伝える必要があります。このように整理してお話するだけで、ずいぶん楽になられる家族もおられます。

介護にあたっていると、中核症状によって困らされることは確かにありますが、やはり周辺症状に悩まされることが多いのではないでしょうか。周辺症状さえ治ってくれれば、ずいぶん痴呆の介護は楽になるはずです。

中核症状は治らない？

先ほど、私はケアで中核症状は治らないと言いました。むろん、医療でなら治せるということでもありません。でも、こう言い切るのは間違いで、中核症状には脳の障害によって生じる器質性症状だけではなく、廃用性症状が含まれています。ケアが届かない、といったのは前者で、後者にはケアは届き、ケアで治せるのです。

廃用性の症状とは、医学的にはそこまで機能レベルが落ちているはずはないのに、その機能を使わないことで機能が落ち込んでいる場合を言いますね。歩かないと脚の筋力が衰え、ついには筋肉まで萎縮してくる、というような時に使います。

痴呆の中核症状にも、この廃用性症状と考えられる部分がかなりあって、そこにはケアが十分届くのです。それは認知の領域ばかりでなく、感情の領域にも起こっています。ですから、一人暮らしで誰ともつきあわず、刺激の少ない生活を送っておられた方などは、最初お会いした時にはずいぶん痴呆が深いなあと思っていても、デイケアやデイサービスをご利用いただき、ホームヘルパーを派遣したりしていると、徐々に表情が豊かになり、身体の切れがよくなり、生活習慣も戻ってくるのです。その変化は時に奇跡のようで、ほれぼれします。以前には言えなかった自分の年齢や生年月日を正確に言えるようにもなり、この方の痴呆はこんなに浅かったのかと自らの不明を恥じるのです。

でも、このようなことは、皆さん、現場で日常的に経験しておられると思いますから、これ以上はお話しません。ですから、中核症状は治らないというのは明らかに間違いです。ただ、やはり脳の障害から直接現れる器質性症状はありますから、そこにはケアは届かない。ケアで治すことはできないということは言えると思います。

ケアを「治る」「治らない」で考えてよいのか

しかし「ケアで中核症状は治らない」という断言の間違いは、それだけではないのです。いったい、ケアを「治る」「治らない」で考えてよいのか、そのような考え方は偏った医学的発想ではないのか、ということです。

ケアは、治療が「治らない」と切り捨てたところから始まる、と言うことさえできます。考えてもみてください。皆さんは、治るものだけをケアしているのですか。そんなことはないですよね。ご家族は医者に「治らない」と言われて、そこで介護が打ち切れますか。そんなことはできませんよね。正直言って、『痴呆を生きるということ』ではそのあたりはとてもあいまいにしか書けませんでした。ですから、今日はそこから先のことをケアの立場からお話したいのです。

なお、痴呆ケアの課題を症状の二分論から説くというのは医学的発想に偏っていると誤解されそうで躊躇するのですが、決してそうではないことは追々お分かりいただけると思います。

6　周辺症状に対するケア

今日はどちらかと言えば、中核症状へのアプローチに重点を置きたいのですが、物事には順序というものがあります。まず、周辺症状のケアからお話しましょう。

心に寄り添うケア

周辺症状に対するケアは痴呆を病む人の心に寄り添うケアである、と言いましたね。では、そのためにどうすればよいのでしょうか。一つの方法を提示します。

痴呆ケアは、痴呆を病む人の人生とケアにあたる者の人生とが交差した地点で成立します。もっともこれはなにも痴呆のケアに限りません。ケアとは、あるいは人と人とが出会うということは、そういうことなのかもしれません。ですから、ケアを始めるにあたって、その人の来し方と言いましょうか、人生の軌跡を大まかにでも知っておきたい、と私は考えてきました。

そこで、私たちの施設をご利用いただく前に、その方がどのような人生を歩んでこられたのかを丁寧にお訊ねするようにしていました。

もっとも、その意味と同時に、それに伴う危険性は十分わきまえて、最初から相手の心に土足で踏み込むような無神経なインテークは避けねばなりませんが……。

一泊二日のショートステイであっても、二時間、三時間かけてインテークします。そのために、できるだけご利用いただく方といっしょにご家族にも私どもの施設へご足労願って、事前の面接をするのです。面接にあたるのは支援相談員、ケアスタッフ、そして医師である私（この三職種は必ずお話を伺います）、さらに必要に応じて理学療法士、作業療法士、管理栄養士、併設の在宅介護支援センターのスタッフなどです。そして、生活史ばかりではなく、お人柄、趣味、好きなあるいは嫌いな食べ物、自宅での時間の過ごし方、介護のコツなどを教えていただくのです。

なかには、「二時間も三時間も時間がとれるぐらいだったら、ショートステイしたりせんよ」などとおっしゃるご家族もおられます。けれども、大半のご家族は、「一泊二日のためにこれだけ時間をかけていただく施設は初めてです。今までは『ショートステイですね。ちょうど空きがありますからいいですよ。その代わり、お返しする時には少し混乱されているかもしれません。環境が変わるんですから、それは覚悟しておいてください』と言われてきたんですよ。確かにショートステイすると後が大変で、家族会では『おつりがくる』と言っています」と、むしろ私たちの対応に感謝していただけます。

これを聞いて私は腹が立って仕方がなかったのです。むろん、そんなことを言う施設に対してですよ。私たちはケアの専門家として、お金を頂戴してご利用いただいているのですから、また、痴呆を抱える人、介護する人が暮らしやすくなっていただくためにケアにあたっているのですから、自分たちがかかわることでかえって暮らしにくくしてしまうなんて、まさに「やらずぶったくり」ですよ。

もちろん事前に施設に連れて来ることができない方もおられ、あるいは日中にはインテークするための時間がとれないという方もおられます。そのような場合には、お許しを得て、私たちがご自宅に伺ってインテークしていましたが、その人の暮らしの様子を垣間見ることができてかえってよかった、と思うこともありました。

このようなインテークはできるだけご本人からお話を聞こうとしました。そのお話の多くは断片的で、時間的順序も定かでないことが多いのですが、あまり訂正したり、順序を質したりせずにお聞きします。その後で、ご家族にお手伝いいただいてお話を伺っていくと、ぼんやりとでもその方の人生が見えてきます。

彼らにとっても、すでに知る人さえ少なくなった自分の来し方を語るという時間は意味あることのように見えました。彼らの多くは彼らが生きてきた軌跡を語るうちに表情が生き生きとしてくるのです。そして、何度もご利用いただいているうちに、彼らの物語は深まっていきます。「ああ、そうだったのか」と数か月後に膝を叩いて、今まで理解できなかったことがすとんと心に収まるようなこともありました。

痴呆が深く、お話を聴かせていただくことが無理な方は、ご家族からインテークしている間にみんなといっしょにお話したり、遊んでいてもらうわけです。そうすると、スタッフも顔見知り程度にはなれるわけですよ。もちろん、次に施設に来られた時には、そのことはすっかりお忘れになっていて「初めまして」などとご挨拶いただくことも多いのですが、でも、どこか心の隅には残っているんです。逆に言うと、ショートステイで来られた時が初めてその施設を見る時、あるいは中に入るのは初めてなんて施設もあるようで、そんなことでうまくいくはずがないと私などは思います。

このようにして教えていただいた情報は、朝の申し送りで繰り返しスタッフに伝えられ、どのような反応が起きそうかを含めて暫定的なケアプランが提示されることになります。「今度はなかなか大物かもよ」などと私が脅かしても、実際にはほとんどなにも起こらず、「先生はいつも大げさすぎるわ」とスタッフに叱られることが多かったのですが、どのような方が入ってくるかも知らされず、予想もつかないケアを求められるスタッフに比べると、このようなハズレの方がまだいいのではないでしょうか。

ちなみに、私たちの朝の申し送りは全員参加です。看・介護スタッフはもちろんですが、医師である私、理学療法士、作業療法士、支援相談員、管理栄養士、併設の在宅介護支援センターのスタッフなどです。そして毎日短時間ですが必ずミニカンファレンスがもたれていました。

心・身体・生活世界を隔てる壁が低い

彼らの心に寄り添うために、このような方法をお示ししたことからお分かりいただけたかと思うのですが、要するに目の前の事象を物語として読み解き、固有名詞としての「＊＊さん」を回復したいのです。言い換えれば、私は心というかたちのない対象を、それ自体として直接的に捉えようとしてきたのではなく、一人ひとりの人生に投影されたものとして、また生活世界における人と人との関係のなかに見ようとしてきました。

さらに、老いゆく人たちにとって身体という問題が抜き差しならない事態として迫っていることにも気づかされてきました。つまり、心は心としてひとり浮遊しているというより、身体、生活世界に深く根づいている問題として私には見えているのです。

そのこともあって、私は講演などで、痴呆を病む人の心・身体・生活世界を隔てる壁が低いことを繰り返しお話ししてきました。老いゆく人たち、とくに痴呆を病む人たちは、心・身体・生活世界のどの領域にもゆらぎをもたらす出来事が起きやすいのです。その一つ一つが彼らに危機をもたらします。でも、彼らの抱える困難はそれだけではないのです。心・身体・生活世界それぞれを隔てる壁が低くて、それぞれの領域に生じた波紋が他の領域に容易に広がるのです。人は誰でもがそうだ、と言われるでしょう。確かに、心・身体・生活世界は別々のことではありません。

それでも、若い頃なら「身体はきついが、気持ちで乗り切ろう！」と考えることができました。気持ちはめげているが、身体だけは動く、ということもあったでしょう。嫌な上司にあたってしまったが、自分のやるべきことだけはやろうと、気持ちを切り替えることもできました。けれども、老いると、とくに痴呆という病を抱えると、そうはいかなくなるのです。

心のゆれが容易に身体的な不調を招きます。たとえば不安が不眠を生み、次の朝、ふらついて転倒し、骨折したりします。心がめげると風邪を引きやすくなり、風邪は肺炎に移行しやすくなります。抑うつ的になって水を飲むのもおっくうになったあげくに脱水を来し、その結果、脳梗塞を起こしてしまうことさえあるのです。

逆に、身体的不調が大きな心のゆらぎをもたらします。身体の具合がちょっと悪いと気持ちまで落ち込んでしまうのです。世の無責任な評論家は、気持ちさえ元気なら老いることはないなどと言いますが、これは老いるということの厳しさを知らない人の言い草です。否応なく身体に絡めとられ、生き方が制限される厳しさが日々増していくのが老いの常です。それを気持ちのもちよう一つで乗り越えろ、と言うような傲慢さを私はもち合わせていません。逆に、何気ない親切な言葉一つで、身体のしんどさから抜け出せた、ということも確かにあるのですが……。

「身体に絡めとられる」という言い方をしましたが、お分かりいただけたでしょうか。健康な方はあまり自分の身体を意識せずに生活しておられますよね。時折、風邪を引いたりすると、その時だけは自分が身体という不自由な「容器」に抱え込まれて生きていたことに気づかされるのです。実は、病を得てからの私がそうです。いつも身体に意識が向いていて、それはかなりうっとうしいことです。時には、「この嫌らしい身体を脱ぎ捨てたい！」なんて思うんですよ。

さて、生活世界のちょっとした変化が彼らの心身に大きな変化をもたらします。同居している家族の関係がうまくいかなくなると、まず彼らにしわ寄せが来ます。ケアスタッフ間がちょっとぎくしゃくし出すと、それはてきめんに利用者に跳ね返るのです。

逆に、お年寄りが病を得、心がゆらぎ、行動に変化がくると、その家族全体がゆれます。在宅で介護にあたる人は、二十四時間、心も身体も休まる暇もない、などということも稀ではありません。そして、介護者は疲労困憊しているがお年寄りだけは元気！　などという事態は決して長つづきしません。

要するに、心の世界で生じたことが身体に厳しい影響を及ぼし、身体の差し障りが心の変調を招く。生活世界で生じた変化が彼らの心と身体に直接的な変化をもたらし、逆に、痴呆を病む人がその生活世界全体に大きなゆらぎをもたらすのです。つまり、痴呆を病む人たちのゆらぎは、心・身体・生活世界のいずれかの領域にみられるのではなく、それらすべてを包み込んだ彼らの生き方全体に及ぶ、と考えておいた方がよいのです。

もし、心の世界で生じたことを心の世界だけでとどめ置くことができれば、また身体の差し障りが身体のレベルだけで対応可能ならば、あるいは生活世界の変化に対して自らのゆらぎを最低限にする防壁が堅固ならば、痴呆を病む人たちのゆらぎはこれほど大きなものにならずにすむはずです。でも、現実は心・身体・生活世界のいずれかに生じたほんの小さなゆらぎが相互に原因となり結果ともなって、心・身体・生活世界総体を巻きこむ大きなゆらぎをもたらすのです。

ですから、彼らに対するケアは心・身体・生活世界を等分に見て届けられねばなりません。身体はみているけれど、心のありかが問われないようなケアでは彼らの心はズタズタになってしまいます。

また、ADL介助の場がもっとも好適な心のケアの場である、と私は常々言ってきました。思いこみだけのケアで身体の微妙な変化（私は「身体の表情を読む」と言ってきました）が見逃されると、明確な痛みや熱発などの症状が出ないことも多い高齢者の心筋梗塞や肺炎などの発見が遅れ、命を落とすことさえあります。

暮らしからの発想

施設にお預かりしてケアしていると彼らの暮らしが見えていないことがあります。それではだめです。ケアの方向を決める大きな条件は彼らの暮らしにあります。どのような場に返しするのかによってケアは違ってこなければなりません。単純な例をあげれば、夜間三回の排尿誘導でおしめを外しても、同じ介護を在宅介護者に求めるつもりですか。

さらに、ケアをスムーズに進めるために生活をどう変えてもらうかというような発想がまかり通っていることもあります。これはまったく逆です。まず、彼らの暮らしがあるのです。

その暮らしが少しでもスムーズに進むように、利用していただけるケアを私たちが工夫して提示し、選択していただいた上で、届けるべきなのです。

言い方を変えると、それぞれの家族にはそれぞれの歴史があり、文化があり、闇があるのです。それを十分にわきまえずに外から操作的に家族のあり様を変えようなんて不遜な考えであり、第一、そんなことがそう簡単にできるはずもないとまずは覚悟することです。

痴呆を生きる心の根底にあるもの

少し本題から外れてしまったようです。話を元に戻しましょう。

痴呆を生きる心に共通して存在する感情は何でしょうか。むろん、喜怒哀楽すべてです。「ぼけてしまえば、当の本人は何も分からなくなるのだから幸せといえば幸せだよね。周りは困り果てるのだけれど」なんてとんでもない。彼らには彼らの喜び、怒り、哀しさ、楽しさがありますよね。今日お集まりいただいた方々には言うまでもないことですが……。

それでも、痴呆を抱える方々の心の根底に共通してあり、しかも持続する感情を二つあげておきます。クリスティーンさんの本から引用しましょう。

まず、彼女があげているのは強い不安です。「絶壁に爪でしがみついているようだ」「いつも、まずいことをしでかすのではないかと不安になる」と言われます。これはとてもよく分かりますね。徘徊しておられる時も、激しく妄想をぶつけてこられる時でさえも、彼らの表情を見ると不安そうで、困惑しておられる様子がよく分かりますよね。

もう一つが寂しさ、喪失感です。クリスティーンさんは端的に「自分が自分でなくなる恐怖」とおっしゃっていますし、「アルツハイマー病を抱えることは一方通行の道を行くことで、日々、友だちや親戚を喪っていくことだ（認知できなくなるという意味。小澤注）。いわば『小刻みな死』を生きているようです」と書いてもおられます。

「死ぬ時、私は誰になっているのだろう」というのが、邦訳された彼女の本の原題ですが、彼女は死を恐れているわけではありません。痴呆が深まり、死が近づくにつれて、周囲の人たちの見分けがつかなくなり、自分が誰であるのかさえ分からなくなって、それでも私は私と言えるだろうか、という怯えにも似た感情を訴えておられるのです。

このように言葉にして、しかもこれからくる運命《さだめ》まで見通して話せる人はあまりありません。多くの痴呆を病む方は、いわば直感的に、今、この時のこととして深い喪失感を感じとっておられるのです。その深さに慄然とさせられることもあります。これは、そう申し上げては身も蓋もないのですが、若い方々にはなかなか感じとっていただけないのではないか、と思ったりします。

彼らの喪失感は「とりかえしがつかない」という実感と絶望感に裏打ちされています。そして、未来は閉ざされます。皆さんが生涯賭けた恋を喪った時も同じことが起きているのかもしれません。でも、そう言うと叱られるでしょうが、どこかで「とりかえしがつく」体験として受けとめておられるのではないでしょうか。あるいは、最初は「とりかえしがつかない」体験と感じたのに、いつか「とりかえし」がついていることも稀ではない、と言った方がよいでしょうか。しかし、年をとってからの別れは、あまり仲がよくなかったつれ合いを喪った時でさえ、この「とりかえしのつかなさ」は深く、身を引き裂かれるような思いをもたらします。

「身を引き裂かれるような」。そうなのです、これは感情というより、むしろ身体感覚です。「もう立ち上がれない」とおっしゃる時、本当に立ち上がることができず、ふらついて倒れ込まれたりすることがあります。「胸が締めつけられる思い」と言ったりしますが、それはほとんど身体の感覚として受けとめられます。実際、「胸が苦しい」と胸を押さえられたり、時には狭心症の発作に移行することさえあります。「人肌恋しい」も比喩ではなく、皮膚感覚に近いものがあります。彼らにとって心と身体はほとんど同じ世界、いわば心身一如なのです。

青山光二『吾妹子哀し』から

痴呆を病む方の不安、寂しさという話に戻りましょう。でも、これは私のように表現能力に乏しい者にはなかなかうまく伝えることのできない難しい課題です。

そこで、『痴呆を生きるということ』では耕治人の小説をお借りしました。ただ、耕さんの小説は手に入りにくくなっているようで、今日は昨年出版された青山光二さんの『吾妹子《わぎもこ》哀し』（新潮社、二〇〇三年）を紹介しましょう。

表題は「妻よ哀れ」ということですが、この「哀れ」には二つの意味があって「かわいそうに」という意味と、ごめんなさい、私、古語には不案内なのですが、「いとおしい」というような意味があったのではないでしょうか。その二つの意味あいが込められていると思います。

この小説には二〇〇三年の川端康成賞が与えられています。著者の青山さんは九〇歳の現役作家で、この小説は純愛小説です。「究極の愛のかたち」が描かれているといってもいいでしょう。お人柄もあるのでしょうが、やはり九〇歳という年齢で書かれた純愛小説は、他の純愛小説を読んでいて私などはつい感じてしまう気恥ずかしさを感じさせない、後味のよい小説です。私小説、つまり実際にあった体験をもとに書かれているようです。

小説では杉という名前になっているのですが、若い頃、杏子という女性を深く愛して彼らは結婚します。そして、人生の節目節目、とくに杉の「応召」のように二人の間を割く出来事が相次ぐたびに、杉は、「杏子に銃口を向ける者があれば、お前はそれを遮って立てるかと、その折々に自分自身に問いかけたものだった。なぜか、その折々に幻想として銃口が浮かぶのだ」。そして、「立てるとも。さあ、射ってみろ」と杉は答えてきたのです。

「それから何十年が経ったのか。今また杉は銃口の前に立っている。銃にこめられた弾丸はアルツハイマー型痴呆症だ」というわけで、杉の、つまりは青山さんの介護体験が小説になっています。印象的な場面はたくさんあるのですが、その一つを紹介しましょう。

ある深夜、気配に気づいて杉が目を覚ますと、杏子がベッドにいない。起き上がってみると家中の電灯が点けられていて、杏子がソファでつくねんと座っている。「どうしたんだ、風邪ひくじゃないか、さあ、起きて階上《うえ》へ行こう」と声をかけるのですが、なかなか立ち上がってくれない。抱え上げるようにして立たせると、杏子は杉にしがみついて「寂しくて、わたし、じっと寝てられない。こんな気持ち、わからないでしょう」と言うのです。そこで杉は「寂しいのか。それで家中の電気、点けて歩くのか」と納得するのです。

心筋梗塞の既往がある杉ですが、あらん限りの力を振りしぼるように杏子を二階にあるベッドに連れてゆき、寝かしつけるのです。杏子は「いっしょに寝て」と言います。そこで、杉が脇にもぐりこむと、彼女は「いちばんやさしい人、だいじな人」と杉に抱きついて言うのです。「どちらからともなく、お医者さんごっこを始めた。杏子のかんじんの部分は、ちゃんと濡れていた」

いいですね。痴呆を病む人の寂しさも見事に描かれていますね。

先ほども申し上げましたが、私は痴呆を病む人の心根にあるのは、この寂しさだろうと考えています。ですから、痴呆ケアの要諦は、彼らの寂しさをどれだけ受けとめられるかにかかっていると思います。むろん、痴呆の進行と並行して深まっていく寂しさを考えれば、言葉で言うほど容易なことではありませんが。

「異常な状況に対して異常な反応をするのは正常である」

『吾妹子哀し』からもう一つエピソードを紹介しておきましょう。

二人には子どもが三人いるのですが、茉莉子という名の長女は英国人と結婚して英国で暮らしています。久しぶりに帰国して三週間ばかり両親と暮らした時のことです。何週間も入浴しようとしない杏子に手を焼いていた杉が娘に入浴させてくれるよう頼みます。ところが、茉莉子が勧めてもなかなか入浴してくれない。そこで、「どうしてもはいらないの？　全部、支度できているのよ。はいんなさいよ。ねえ。どうしてもはいらないの？　どうしてもはいらないんだったら、わたし、出て行くわよッ。この家を出て、どこかへ行っちゃうから。いいのね？　それでもいいの？　ねえ、すぐにはいんなさい。承知しないわよ」と茉莉子が言ったのです。ありそうな話ですよね。

しかし、渋々入浴したその日の夜、杏子は杉に言うのです。「ねえ、階下《した》の部屋にいる変な女、誰ですか」。杉は思うのです。「茉莉子が可哀想だな。母子《おやこ》の別れ、生きながら――といったようなものじゃあないか」。

でも、私などはどうしても考えてしまうんです。杏子もまた悲しく、寂しかったのだろうなあ、って。彼女はおそらく、「あんな言い方をする茉莉子は私の知っている茉莉子じゃない！」と感じとって、その瞬間、茉莉子を喪い、記憶からも消し去ったのでしょう。

それから一年後、杏子は寝物語に杉の腕のなかで、「茉莉子はどうして日本に来ないのかしら」とつぶやくのです。彼女の心の傷はようやく癒えたのでしょう。でも、そのために一年を要したのです。私たちも、ケアのなかでの心ない一言がもたらすものを心に刻んでおきましょう。

クリスティーン・ブライデンさんは、「異常な状況に対して異常な反応をするのは正常である」と喝破しています。ＮＨＫのキャスターに、「何故痴呆を病む人は、時折、暴力をふるうのでしょう」と問われて、彼女は、「それを私は適応行動と呼んでいます。彼らはやりたくないことをやるよう強いられて、それでも『嫌だ！』と言葉に出して言えないから暴力に訴えるのです。朝早くからシャワーを浴びろとか、嫌いなレバーを食べるように言われたり、とかね。私だって、言葉を失えば、暴力でそれを伝えようとするかもしれません。これらはすべてケアの問題なのです。ケアさえ適切なら、いわゆる問題行動の大半がなくなるはずです」ともおっしゃってましたね。

耳の痛い、でも正しい指摘ですよね。

もの盗られ妄想の世界

青山さんの小説に戻りましょう。

杏子さんには、一時期、もの盗られ妄想がありました。「盗った」と言われるのは杉の自宅に原稿を受け取りにくる女性編集者、次女、孫娘などです。杉には妄想は向かなかったようです。しかし、この妄想で難渋するのは、同居している直接の介護者に「盗った」と攻撃を向けることが圧倒的に多いからです。ですから、嫁が姑に盗人扱いされるのが典型です。冒頭近くでお話した方がそうでしたね。

この妄想については『痴呆を生きるということ』でかなり詳しく書きました。要するに、行きどころを失った寂しさ、不安、喪失感、人肌恋しさが解決されないまま漂い、心の奥底にしまい込まれ、そして彼らを追い込むのです。

考えてもみてください。誰もが杏子のように素直に自分の寂しさを訴えられるわけではないですよね。誰もが杉のようにしっかり抱き留められるわけではないですよね。だって、当たり前ですもん。嫁さんが舅に「いっしょに寝て」と言われて……、寝れんわなあ（笑）。嫁に「寂しい」なんてなかなか言えんよねえ。そう言える方はまだしも幸せかもしれないけれど、ふつうなかなか言いにくいよね。しかも、この妄想で激しい攻撃性を示す方の多くは、私の造語ですが、「面倒見はいいが、面倒見られがヘタ」な人なのです。

そして、この妄想には「そんなに邪険にしないで、もっとやさしくして」という思いと、「お前の世話になんかなるもんか！」という攻撃的な気持ちが、両方含まれていると考えられます。「寂しい、頼りたい」「でも嫁に頼るなんてまっぴらごめん！」このまったく相反する二つの感情を現実世界で同時に叶えるなんてできませんよね。ところが、妄想というかたちでならその両方の気持ちを込めることができるのです。

拙著『痴呆老人からみた世界』でもの盗られ妄想は彼らの「新しい生き方の発見である」

と書きました。本当のところは、これは何ものもの盗られ妄想に限ったことではないのです。彼らがやむにやまれぬ思いを抱え、抜き差しならない情況のなかで自分らしい自分を何とか保持してゆこうとする必死の努力が周辺症状に行き着くのです。

ですから、彼らの思いを受けとめ、抜き差しならない情況に少しでも風を送り込まなければ、周辺症状は消えないのです。そのこと抜きに周辺症状を押さえ込もうとすれば、どこかに無理や歪みが生じて、彼らの心をさらに傷つけ、意欲を殺ぎ、表情を奪うのです。

認知機能の低下、感情機能の保持

ここでさらに一般的に周辺症状を生むものについてお話して、周辺症状の話の締めくくりにしようかと思います。

痴呆を病むと、認知の障害は進行し深まっていきます。ところが、幸か不幸か、感情領域の障害は、認知障害と並行して同じように低下するわけではないのです。世間一般の方が誤解しておられるように、もし知的能力の低下と並行して感情障害も深まり、感情が枯渇していくのならば、彼らはそれほど追いつめられないですむはずです。しかし、実際は違います。

痴呆を病む人たちの多くは徐々にできないことが増えていくのですが、一方でそのことを漠然とではあれ感じとる能力は保持されているのです。自分が人に迷惑をかけているらしいことも、自分が周囲からどのように見られ、扱われているかということも、とても敏感に分かっておられるのです。このギャップが周辺症状を生みます。そのことをケアにあたる人間はよくよく分かっておかねばなりません。どうせ彼らには分からないだろうからとたかをくくってケアにあたっていると大変なことになります。

痴呆がかなり進むと、彼らを「騙す」ことは一見簡単にみえます。たとえば、家に連れ帰ってくれとスタッフにつきまとう人に、「五時に仕事を終えるから、それまで待って」と答えると、その場は納得してくれることが多いのです。でも、この言葉を、「この前、自宅に戻って一人暮らしをしているうちに水も飲めなくなり、脱水症状で危うく命を落とすところだったじゃない。気持ちはよく分かるけど、今、要介護認定を再申請して、在宅援助のプログラムを組みなおそうとしているんだから、もうちょっと待ってね」という気持ちを込めて届けた時とその場逃れで心のこもっていない答をした時とでは、彼らの受けとめ方はまったく違ってくるのです。

彼らはある意味、情動的にはきわめて敏感に、正しく受けとめているのです。認知的には個々のつまずきのエピソードに対して自分の責任と捉えることができず、一見、恬淡《てんたん》とした態度を示して周囲をいらだたせた彼らも、周囲の態度（非難、無視、受容……）という回路を通して、自分の置かれた位置が見えてくるのです。そして、心ないケアは彼らの心を深く傷つけ、周辺症状の激化、痴呆の本来の速度を超えた深まり……として確実に反映されるのです。

7 中核症状に対するケア

知的補助具の提供

今日、お話したかったのは、むしろここからです。先ほども申し上げたように、中核症状を抱えて生きる一人ひとりについて、彼らが抱える不自由を知り、必要とされている〝知的補助具〞を的確に、過不足なく届けるにはどうしたらよいのか、という課題です。この課題については『痴呆を生きるということ』では十分には書けなかったのです。

私が〝知的補助具〞と申し上げるのは、ちょっとここで痴呆から離れて考えてみてくださ い。たとえば、ある人が脳卒中を患って後遺症として片麻痺が残ったとします。そうすると、医師も理学療法士、作業療法士も一人ひとりについて現状を評価し、ゴールを定め、リハビリ計画を立てるでしょう。その結果、ごくふつうの生活に戻れるようになればいいのですけれど、戻れない人、たとえば左脚と右脚の長さが違ってきて歩行に支障を来した人には、靴に左右ミリ単位で高さの異なるヒールを装着しようという話になりますね。あるいは特別な補装具が必要とされる場合もあります。そのような時には補装具の専門職と共同作業をしてその人に合った補装具をつくります。

あるいは、どうしても単独の歩行が無理な人には杖や車椅子が処方されるのですが、どれくらいの長さの、どのような種類の杖がいいのか、車椅子ならどのようなものがよいのかが問われますね。いずれにしても、一人ひとりについて、さまざまな条件を考慮して補助具を提供するということになるわけでしょう? 一般論はあるのでしょうが、目の前の患者一人ひとりに対しては異なる計画、実践、評価、方法がとられるわけです。その背景には膨大なリハビリテーション学の蓄積があります。いくつかの専門職も育ってきました。

振り返ってみて、私たちは痴呆のケアで、それと同じレベルのことがやれているでしょうか。

片麻痺の残った人一人ひとりに異なる補助具が処方されるように、私たちは一人ひとりの痴呆を病む人に必要とされる〝知的補助具〟をケアのなかで処方できているか、と問うてみましょう。はなはだ心許ないのではないでしょうか。ここからは、そのための基礎を提案したいのです。でも、まだまだ基礎工事の段階ですから、皆さんに私の意図を受け継いでいただき、しっかりした基礎固めをして、そこにいい家を建ててほしいのです。

体験としての中核症状

この作業は周辺症状を物語として読み解くにも不可欠なものです。先に、周辺症状は中核症状を抱えて暮らしのなかで困り果て、右往左往しているうちに辿り着いた終着駅である、と言いました。しかし、中核症状を記憶障害、見当識障害、言葉や数の障害というように羅列してあげていくだけでは、これもやはり「外側からの見方」で、彼らが抱える不自由を明らかにしてはいません。

そこで、彼らは中核症状をどのような不自由として暮らしのなかで体験しているのかを明らかにする、そういう作業を行いたいと考えているのです。その素材はかなり明確な言葉でクリスティーンさんが語ってくれていて、ありがたいのです。

これから彼女の語ってくれたことを順次、私の考えも入れて紹介していくのですが、その順序は痴呆を抱えていなくても老いゆく人たちにはかなり共通している不自由から始めて、徐々に痴呆特有の不自由へ、それも個別の不自由から、より統括的、本質的な不自由へ、という順序でお話したいと考えています。これらの作業は、冒頭近くで、もの盗られ妄想について「なぜ妄想というかたちを獲得できたのか」という疑問を投げかけましたが、その解決編にもなっているはずです。

8 痴呆を生きる不自由

身体的不調

痴呆、とくにまだ初期にある方は身体的な不調を訴えられることが多いのです。痴呆の人に限らず、高齢者は概してそうなんですけれども、心の問題は身体の、あるいは行動の症状として表現されることが多いのです。

なかには、あちこちの医者を訪れ、客観的所見に乏しいものですから「まあ、年のせいでしょう」と軽くあしらわれてしまう方もあります。逆にドクターショッピングのあげくに、あちこちの医者から山のように薬をもらって、どう服用したらよいのか分からなくなり「薬屋さんを開業するつもり?」とからかわれるほど薬を貯め込んでいる方もあります。どちらも医者側の問題ですけどね。

クリスティーンさんはよく片頭痛を訴えられていました。「もうたくさん! これ以上の情報や刺激を入れないで。もういっぱいいっぱいよって、脳が悲鳴を上げているんです」とおっしゃっていました。

これらの訴えの基盤に疲れやすさがあることが多いのです。クリスティーンさんもそうでした。彼女はテレビなどでは、ごく自然に見事な受け答えをしておられるように見えるのですが、やはりとてもお疲れになるようです。講演会の後などは、ぐったりなさっていました。それでも、痴呆を病む夫をつれた参加者が話しかけると、すぐに笑顔に戻って彼の手を取り、かなり長時間話しておられました。偉いですよね。でも、その夜のレセプションは、「ごめんなさい。今日は疲れてしまったので、ポールと二人にさせて」とお断りになっていました。

皆さんは人と食事をするのって、そんなにエネルギーがいるなんて思われないでしょうね。でも、今の僕にはようわかる。すごくしんどい時ってね、二時間食事をごいっしょするだけでえらく疲れてしまうということがあってね。この後、いっしょに食事をしようとおっしゃってくださっている方にセーブをかけているつもりはないんですが……。本当に、決してそういうつもりはないんですよ（笑）。

今まではひたすら楽しかったことでさえ、結構エネルギーがいったんだなと思いましたね。とすると、当たり前に自然にできていたことが、非常な緊張と努力をしないとできなくなる。通い慣れた道を行く時にも、かつては考えなくても自然に身体が動いていた家事をする際にも、いちいち考えて行動しなければならなくなるのです。疲れますよね。

最近、痴呆のごく初期あるいは痴呆と診断されるより前に、抑うつ状態に陥ることが少なくないと学会などで指摘されるようになりました。

もちろん、これを抑うつ状態と考えて間違いではないのですが、その時期には努力しないといろんなことができなくなる。逆に言うと、努力しさえすれば大きな破綻なく生活を送れる。しかし、そのためには日々膨大なエネルギーを費やさねばならないのです。その結果、疲労困憊して、抑うつ的に見える状態に陥る、というようなことがあるのではないかと私は思います。その証拠に、この抑うつ状態に抗うつ剤はあまり効かないことが多いのです。

奥行き知覚の障害

不自由は知覚の領域にまで及んでいます。その一つが奥行き知覚の障害です。私もケアの場面でよく経験しましたが、たとえばフラットな床の一部に市松模様が描かれているとします。そこのところにさしかかると、彼らはトトトッとすくみ足のようになって立ち止まってしまうのです。おそらく本当にでっぱっているか、でこぼこしているか、いずれにしてもフラットではないと感じられるようです。

デイルームの一角に和室をつくって、そのコーナーから落ちて骨折されたら困ると、段差があまりないようにしておくと、それをうまく認識できず、かえって事故に結びついてしまうという逆の例もあります。とくに和室の畳の色と床の色が近いとだめです。やはり、そのコーナーに無理なく腰掛けられるくらいの高さがあった方がよいでしょうね。

クリスティーンさんはいつもポールさんと手をつないでおられます。もちろん、お二人は仲がいいからでしょうが、それだけではないようです。手をつなぐことでずいぶんクリスティーンさんの不安が解消されているのです。

来日されていたある日のことです。下りのエスカレーターに乗る時、つないでいた二人の手が離れてしまったのです。するとクリスティーンさんはほとんどもうパニック。後で聞いてみると、床がガラガラと揺れて落ちていくような気がして、一瞬、エスカレーターであるということさえ忘れてしまい、すごく怖かった、とおっしゃっていましたね。これはＮＨＫの番組「生活ほっとモーニング」で映像になっています。

痴呆を病む人には半側空間無視がみられることもあり、空間無視がある側に置いたおかずは食べてくれなかったりするので注意が必要です。その他の知覚にも思いがけない障害が隠されている可能性があます。一人ひとりについての緻密な観察と、今後の検討が必要でしょう。

感覚のスクリーニング機能の障害

知覚障害と一口に言っても、これからお話する感覚のスクリーニング機能の障害は奥行き知覚の障害より高次の障害に基づくものと考えられます。

クリスティーンさんは、「スーパーのような騒がしいところに行くと、そこではざわざわとおしゃべりする声が聞こえる、レジの音がする、赤ちゃんの泣き声がする、バックグラウンド・ミュージックが四六時中かかっていて、それらが耐えられないくらいうるさい。そこで、耳栓をして行くことにした」と書いておられるんです。

彼女はまた、「小澤さん、あなたの話は聴きたいのだけれど、あなたの話を聴きながら、横で通訳の人が訳してくれるのを聴くということが私にはできないのよ。とてもうるさく感じたり、注意が散漫になって意味がつかめなかったりするので、後でまとめて録画を見させていただきます」ともおっしゃっていました。

これを単なる感覚過敏と受け取らないでください。これは「自分にとって意味ある刺激だけを選択し、あとは無視する機能の障害」と考えられます。

難しい言い方をしましたが、皆さんが赤ちゃんを育てられていた時に、おっぱいが欲しくなった赤ちゃんが夜中に「オギャー」と泣くと、熟睡していても目を覚ましましたよね。ところが、すごい雷が鳴っていても知らん顔で寝ていたなんて経験はありませんか。眠っていてさえ、自分に意味ある感覚と無視してよい感覚とをスクリーニングし、反応する、しないを判断しているのです。

感覚受容器に入ってきた刺激がそのまま脳に伝えられ、そのすべてが平等に認知され、反射のようにそのすべてに反応が起きているのではありません。無数に入ってくる刺激のなかで、自分に必要な刺激、情報だけを選択し、その刺激だけを認知する高度の仕組みが私たちには備わっているのです。一方、不要な刺激は無視され、まるで感覚として入ってこなかったかのように捨て去られるのです。この機能は睡眠中でも働いています。

ですから、感覚のスクリーニング機能の障害は、自分にとっての意味という視点から感覚を取捨選択し、それらを統括して知覚として認知する（あるいは無視し、捨て去る）高次の、あるいは主体的な機能に障害が起こっているということなんです。

これを注意の障害と考えることもあながち無理ではありません。とすると、彼らが日常生活で注意を集中させることが困難な理由も分かりますね。

「私たちが静かに暮らせるようにしてください」というクリスティーンさんの訴えは、かなりの反響を呼びました。とくにデイケア、デイサービスをやっているスタッフ、集団療法のなかでも音楽療法を進めている人たちが困惑したようです。私たちがやってきたことは痴呆の人たちの知覚を混乱させていただけなのだろうか、そう言われると、グループワーク中に「うるさーい！」って怒鳴る人がいるなあ、これからどうしたらいいんだろうってね。

デイケアを例にとると、そのよいところは、常にスタッフはその視野に利用者をとらえていて、利用者からなんらかの情報が発せられると、見逃さず直ちに反応できることでしょう。利用者同士の対人的距離も短く、緊密で、その結果、彼らの活動性はとても上がってくる。このような場が知的、感情的な廃用症候群を修復しているのです。

ところが、その一方で、大半のデイケアでは、とくに熱心にかかわろうとしている施設ほど、ちょっと「逃げ場」がないのです。ですから、刺激が氾濫する時間帯が多く、感覚のスクリーニングがうまく機能しないために「うるさい！」と感じる人、その結果イライラして行動にまとまりがなくなってしまう人は確かにあります。私の経験では、そのような人を刺激がやや少ない入所部門の広いデイルームなどでしばらくお預かりし、視野に入れてはいるのですが対人的距離を少し長めにとっていると、かえって落ち着かれることがあります。

覚醒度のゆれと情動のコントロール不全

このような感覚のスクリーニング障害は、私の臨床経験ではアルツハイマー型痴呆より脳血管性痴呆の人あるいは若年発症のアルツハイマー病者に多くみられるような気がします。その理由は、彼らの障害の基礎にごくごく軽い意識障害があるからではないか、と私は考えています。感覚のスクリーニング機能は睡眠中も働いていると言いました。でも、それは若い健常者についてのことで、痴呆を抱えるとやはり意識レベルと関係して障害が明らかになるのです。

ただ、意識障害というと大げさで、覚醒度のゆれといった方がよいでしょうね。

脳血管性痴呆の人に典型的ですが、朝「おはよう」と声をかけても呆然としていて答えがない。まだしっかり目を覚ましておられないのかな、と思うのです。ところが、昼頃にはすっかり元気になって、顔つきまですっきりされており、彼らの方から「先生、お世話になってます」などと声をかけていただけます。

その中間くらいの時間帯に、とくに感激するようなことではなくても涙もろくなる人がいます。「今日はいい天気ですね」と話しかけただけで、「はい」という答と同時に涙がどどっとこぼれます。情動失禁と言います。ちょうどその時におむつ交換をしようとスタッフがやってきました。「下着が濡れてるようですから替えておきましょうね」。とたんに不機嫌になり、「濡れてなんかおらん！」と激怒されるのです。情動のコントロールが困難になっているのです。

私たちが疲れ切っている時のことを思い浮かべてください。いつもは涙なんか見せない人がテレビを見てボロボロ涙を流し、家族にからかわれたり、変にイライラして怒りっぽくなったりすることはありませんか。このような時には周囲の音に敏感になり、とてもうるさく感じることも稀ではありませんね。注意を集中することが難しくなり、作業にもミスが増えます。脳波を測定すると脳波上は半分眠っています。これに近い現象だと考えてください。

脳血管性痴呆の人たちは日によって、いや一日のうちでも覚醒度のゆれがみられるのです。そのゆれに従って、情動にも認知レベルにもゆれが生じます。これは心的機能に由来する現象というより、むしろ心的機能の基盤にある生物学的レベルで生じている事態です。比喩的に言えば、舞台の照明が暗すぎたり、明るすぎたりして、そこで繰り広げられているお芝居にまで影響を及ぼしている、というところでしょうか。こう考えてくると、デイサービスでも、入所場面でも、静かで一人リラックスできる空間と時間帯が必要なのではないでしょうか。

よく脳血管性痴呆はまだら痴呆である、と言いますね。ここでいう「まだら」というのは、彼らの認知障害には深い障害が認められる部分と障害がほとんどみられない部分とが混じりあっているということです。記憶や言葉の障害は深いが人格は保たれている、というように使います。しかし、時間軸で見ても彼らはやはり「まだら」であることが分かります。ですから、遺言能力の判定などの際、難しい問題が生まれます。どの時間帯に遺言がなされたか、認知レベルのゆれが認められる時には、その能力はどの時点で判定されるべきか、というような難題です。

「同時進行人間」の崩れ

クリスティーンさんを取材したNHKの番組はとても分かりやすく痴呆を病む人の気持ちや不自由を伝えていて、いい番組だったと思うのですが、何でもかんでも記憶障害で片づけ過ぎているような気がします。そのあたりをこれからお話しましょう。

クリスティーンさんは「自分は同時進行人間だった」と言われていました。彼女が政府の高官だった頃、「部下が一つのことしかやっていないのを見てイライラしたものだった」とおっしゃるのです。「でも、今は一つのことしかできない」と。

クリスティーンさんはコンピューターになぞらえて、「今でもワードならワードだけ、エクセルならエクセルだけなら使えます。だけど、本来、パソコンというのは複数のウインドー間で情報をやりとりして初めて意味のある道具なのに、今の自分はウインドーを一つしか開くことができない。これでは作業効率がうんと落ちてしまう」とおっしゃっていました。一つのウインドーでしか作業していないことの多い私たちには耳の痛いことですね。

ただ、彼女が言っているのは、具体的には家事のことです。たとえば、「炊事、洗濯、アイロンがけを同時にやっていて、ついアイロンがけしていることを忘れてしまって火事になりかけたことがあった。それからは一つだけのことをやるようにしていた」とおっしゃるのです。でも、痴呆を病むと、この「一つだけのことをやるようにする」という判断も崩れるので、なかなか彼女のようにはいきません。ただ、最近ではそれも難しくなって、家事のほとんどをポールがやってくれるようになった、と言われていましたね。

確かに、このエピソードはもの忘れで説明がつくでしょう。でも、シャワーの温度設定ができなくなった、というのはどうでしょう。記憶障害ではちょっと説明がつかないのではないでしょうか。むしろ、一つの行為が同時に二つ以上の動作を組み合わせることで成り立っているような場合に、その行為を遂行するのが難しくなる、と言った方がよいでしょう。シャワーの温度を適温にするという行為には、熱いお湯が出る栓をひねり、同時に冷たい水が出る栓をひねって適当な温度にする、という二つの動作を調整しながら同時に行う必要がありますものね。

自動車のアクセルとブレーキを操作するという行為が難しくなって運転をあきらめた、とも言われていました。今はほとんどオートマになりましたからいいんですけれど、アクセル、ブレーキに加えてクラッチの操作が必要な車だと困難はさらに早い時期に明らかになるでしょう。これも番組では記憶障害で説明しておられましたが、どうでしょうかね。身体で覚えた記憶はかなり痴呆が進行しても残るものです。たとえば、編み物をする、自転車に乗る、泳ぐといったことです。ですから、自動車の運転ができなくなったというのは、やはり二つ以上の動作を組み合わせて一つの行為にまとめることの困難と考えた方が説明をつけやすいでしょう。

金子満雄先生の「かなひろいテスト」は面白い発想です。ある平仮名だけで書かれている文章を読ませて、その文章に含まれる「あいうえお」をチェックさせる、それと同時にその文章には何が書いてあったかを報告させる、それによって初期痴呆の早期発見につなげる、というものです。「あいうえお」をチェックするという機械的な作業と、意味を読むというまったく違う作業を同時に課すことで、痴呆の早期発見につなげようというのです。

ケア場面で考えてみましょう。痴呆が進んだ方に声をかける時には情報量は少なくすべきです。たとえば、「＊＊さ〜ん、ご飯ですよ。ベッドから降りて、転ばないように注意して、食堂に行ってください。今日はあなたの好きなちらし寿司ですからね」。この声かけには五つ以上の情報が同時に発信されています。ですから、理解に手間取ります。ようやく理解して笑顔で応えようとすると、声をかけた人の視線はもう別のところに移っていたり、時には目の前から消えていたりするのです。彼らの笑顔はすっと消えていきます。

全体的把握、物語ることの困難

神経心理学には同時失認という概念があります。視覚失認の一つです。個別の認知はできるのに、それらを全体として把握することができない障害です。痴呆でもそれによく似た現象がみられます。

失語症のテストで「情景画テスト」というものがあります（図２）。たとえば、この絵を見せて「この絵がどのような情景なのかを説明してください」と訊ねます。

僕だったら、こんな答をするでしょうね、きっと。

「一家団欒の光景だと思います。お父さんは椅子に腰掛けてのんびり煙草をくゆらせ、お母さんはその横でやはり椅子に座って編み物をしています。娘さんでしょうね、電話をかけていま

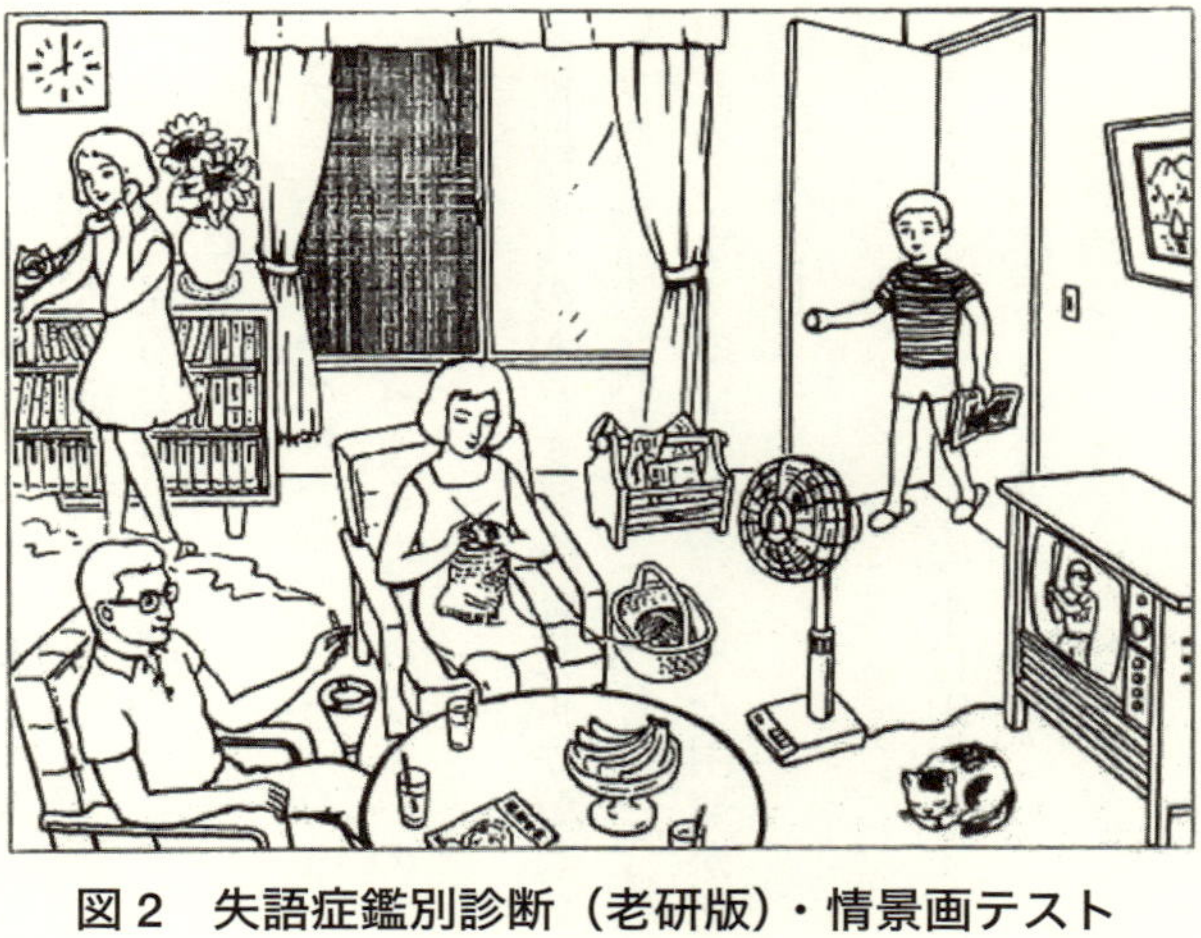

図２　失語症鑑別診断（老研版）・情景画テスト

す。今なら携帯でしょうから、少し昔の情景かな。弟でしょうか、何か（夕刊かなあ）をもって部屋に入ってきました。言いつけられて取りに行ったのかな。何か平和な家庭って感じですね。猫ものんびり寝そべっています。夏の夜でしょう。扇風機が置いてありますし、着ているものも夏物です。窓は半分開いていて、外は真っ暗。よく見ると時計も八時を指しています。そうするとテレビに映っているのはプロ野球中継でしょうか」

ところが、痴呆の人の答は、「男の人が煙草をすってる」「女の人が編み物してる」「ひまわりがある」「バナナがある」「男の子が新聞もって入ってきた」というようなものが多いのです。むろん、痴呆の進行程度によっても違ってきますが。

一つひとつの答は間違っていません。でも、全体を把握するのがヘタ。全体把握が難しいということと裏腹のことでしょうが、絵から状況というか、物語を読みとることがヘタです。これも記憶障害では説明がつかない不自由ではないでしょうか。では、このような困難があると、日常生活でどのようなことが起きてくるのか考えてみましょう。

クリスティーンさんは、「庭いじりをしていて、全体を見回し、やるべきことを見つけて、それを順次実行することができない」と書いておられます。これは先ほどの不自由からすぐに理解できますね。でも、生活って、全体状況を把握して順序よくこなさなければならないことの連続ですよね。それがうまくいかないのです。ちょっとしたことにこだわりすぎて、急ぎの用が後回しになってしまい、結局、忘れられてしまうのです。

また「状況のなかの自分」を認知することが困難になります。自分が置かれた状況を把握して、そのなかで自分がどう生きればよいのかをとっさに判断することが難しくなるのです。たとえば、もの盗られ妄想を抱く人がお嫁さんに激しくつっかかっていくと、彼らの気持ちは痛いほど分かっているつもりの私でも、正直、嫁さんにだけはそんなきついこと言うなよって思ってしまいます。だって一番世話になっているし、これからも世話になるんですから、ちょっと手控えた方があなたも得だよって。でも、そういうずっこい考え方は、なかなか痴呆の人にはできないんですよね。

ケア的には、応用が利かないという問題があります。ですから場面場面で新たにケアの工夫をしなければならないことがあります。たとえば、ある方は便器に座る方向が分からなくなり、逆方向に座るので尿が外にこぼれてしまうようになりました。デイケアではドアに単純な印を付け、それを見て排尿していただくよう工夫して、うまくいきました。ところが、自宅ではやはりうまく座れないのです。むろん、自宅にも同じ印を付けていただいたのですが……。結局、お孫さんの写真を大きく引き伸ばしてドアに貼り付け、「お孫さんを見ながらオシッコしてね」とご家族ともどもお話しして、うまくいくようになりました。

情景画テストで男の子が入ってくるのではなく、寝そべって絵本を読んでいるという図柄になっていても全体の情景、物語にはあまり変化ないですよね。しかし、お母さんが顔をしかめて涙目になっていれば、これはまったく違った意味をもった絵になるでしょう？　部分しか見えないと、このあたりの読みが難しいのです。つまり、応用を利かして同じ方法で切り抜けられる課題と、まったく違った方法をとらないといけない場面との区別がつかないのです。

実行機能の障害

最近、「実行機能の障害」という言葉が痴呆の定義のなかで使われるようになりました。実行機能は、計画を立てる、組織化する、順序立てる、抽象化することと注釈されています。ポールさんが、「順序立ててものごとを進めるために一日の計画を立て、その都度、彼女に提示する」とおっしゃっていましたが、まさにそのようなことです。

実行機能の障害を具体的にイメージしていただくには、料理がなぜうまくつくれなくなるのかをお話するのが一番いいでしょう。

肉じゃがをつくろうとします。私の料理の話はいつも肉じゃがで、よっぽど好きなのだろうと思われているようですが、別に肉じゃがだけが好きなわけじゃないんですよ（笑）。でも、まあ話しやすいから。

肉じゃがをつくろうとする。最終目標・肉じゃがが「X」です。もちろん肉じゃがをつくろうという意欲は必要ですが、何はともあれ、つくると決めたところから話を始めましょう。まず、大ざっぱでも最終目標に向けての計画が立てられねばなりません。これを「A」としましょう。この計画を立てるというところで挫折して投げ出してしまわれる方も多いのですが、まあ、計画が立ったとして、その計画に沿って考えると、わが家にあるもの、ないものを点検する。ないものがあれば、買い物に行かねばなりません。これが「B」でしょう。首尾よく買い物もできた。さて、いよいよ下ごしらえです。これが「C」。次に煮る。これが「D」。頃合いを見て調味料を入れる。これが「E」。しかし、彼らにこのような手順をすべてお任せすると、途中でまったく違った料理になってしまったり、食べられないような味付けになったりしますね。なぜでしょう。

一つは、確かに途中で目標「X」を忘れてしまうという記憶障害による失敗がありますね。でも、忘れたら「私、何つくってるんだっけ」と訊いてくれればよいのに、それをしてくれないのです。困り果てた時には、人の手を借りてでも解決を図るということが難しくなるのです。後で詳しくお話しましょう。

でも、それだけではありません。途中で味見をすることをしないので、砂糖を何度も入れて甘々のお菓子のような味付けになったり、調味料を入れ忘れ、まったく味のないものになったりするのです。これは、計画に沿って実行し、その都度、うまくいっているかどうかにフィードバックをかける機能の障害なのです。

難しい言い方になって恐縮ですが、料理には目標「X」があって、そこに至るための計画を立てる。その計画に従って実行する。詳しく言えば、まず「A」を行い、「A」が終わったことを確認して「B」に移る。「A」、「B」が終わり、それが間違いなく「X」に向かっていることをフィードバックして、「C」の作業に入る。これを繰り返して、目標「X」に辿り着く。こういうことですね。ごめんなさい、いたずらに難しい言い方をしていると思われるでしょうが、これからの話の展開のために必要なんです。

　彼らは、「A」なら「A」、「B」なら「B」だけなら、十分できるのです。お好み焼きをつくろうということになってキャベツを千切りにしてくださいと頼んだら、実に見事に、若いスタッフにはとうてい真似できないような手つきで、言葉さえ失いかけている方が切ってくださいましたよ。でも、彼らにすべての過程をお任せすると、やはりうまくいかないのです。

　つまり、彼らの料理づくりを成功させるのに必要なのは「A」、「B」、「C」……をつなぐ「つなぎ役」なのです。今晩何食べたい？　「肉じゃが」。じゃあ、家に何があったか見てくれる？　肉とおとうさんが好きなこんにゃくがないね。買いに行こう。（お店で）肉じゃがにするのは、どんなじゃがいもがいい？　「そりゃ、これじゃね」とメークイーンを指す。（帰ってきて）じゃがいもの皮を剝いてよ。すごい！　ちゃんと芽までとってくれて、このごろの若い娘には真似できないわよ。じゃあ、今日のじゃがいもは大きいから三つ四つに切って、お願い。

　このようにすれば、肉じゃがは立派にできあがります。それを食べる顔はうれしそうです。おいしいね、「うん、おいしい」。こちらもうれしくなります。

　それまで食べられないものをつくるからと台所から放逐されていた方など勝ち誇ったような笑顔が出ます。よかったなあと心底思うんです。

フィードバック機能の障害

フィードバック機能の障害を他の実例をあげて、補足しておきましょう。まず、『痴呆を生きるということ』でもあげた五六歳の男性。初期のアルツハイマー病の方です。痴呆症状ははっきりしていて、仕事は以前のようには進まなくなっていたのですが、仕事先の受け入れがよく、単純作業をしながら、まだ会社勤めができていました。

彼は器用な人で、襖の張り替えをいつも自分でしておられたのですが、一枚の襖を上下張り間違え、絵の上下の通りに敷居にはめこもうとしましたが、できませんよね。彼は妻に金槌をもってこさせ、強引に敷居に叩きこもうとしているところを妻に止められました。

彼はまだ自家用車でトラブルなく通勤しておられました。ところが、妻を助手席に乗せて通院される途中で道を間違え、妻が指摘しても「この道でいいのだ」とがんとして聞きいれず、かなりの距離を走って、ようやくＵターンされたのです。

これも記憶障害というよりフィードバック機能の障害と考えた方がいいでしょう。これを逆に考えると、フィードバックの必要性がない、もっと一般的な言い方をすると、判断を要しない定常化されたプログラムに沿った行為や生活は、かなり痴呆が深まってもできるのです。

たとえば、痴呆が中期になっても定まった道筋なら、かなり遠方まで間違いなく行ける人たちがいます。長年、妹の店を手伝いに毎日通っていた方が、痴呆を発症してかなり進行した時期まで、途中で乗り継ぐ必要のあるバスに乗って通いつづけておられました。ところが、このようなプログラムが崩れると、とたんにつまずきが生じるのです。バス停が何らかの理由で少しでも場所が変わったり、いつも歩く道が道路工事で通れず迂回する必要が出てきたりすると、とたんに迷子になってしまわれるのです。

また、一人暮らしをしておられる方がショートステイなどの利用を始められた時に、よくこれだけ深い痴呆がありながら今まで何とか暮らせてきたものだと驚かされることが少なくありません。これも同じ理由によるものでしょう。彼らの多くは穏やかで、行動範囲が狭く、対人接触もなじみの人たちに限られた暮らし、つまりは判断や選択を必要としない、定常的な生活を送っておられる人たちです。

人の手を借りることができない

ここで見当識障害の結果だと考えられている道に迷うという問題を考えてみましょう。

『痴呆を生きるということ』でも紹介しましたが、こんな方がおられました。

自宅で商売をしておられ、計算などに間違いが多くなっていましたが、それでも妻の助けを借りて、何とか大きなトラブルなく店に立ちつづけておられました。その彼が、あまり土地勘がない場所で友だちと待ち合わせをしたのですが、友だちが遅れて来たために出会えず、一晩、道に迷って、不安そうな面持ちで早朝歩いていたところを警察に保護されました。心配した家人に連れられて、その日のうちに私の外来を初診されました。

どうして身元がわかったのかをご家族にお尋ねすると、保護された彼が問われて自宅の電話番号を警官に伝えたのだと言います。試みに自宅に電話してもらうと、ちゃんと電話できるのです。小銭も持っておられました。そして、彼が歩き回っていたと思われる辺りには、いくつもの電話ボックスがありました。もちろん、人家もありました。それなのに、彼は電話することをしなかったばかりか、人に助けを求めることもしなかったのです。

ケア場面で考えてみましょう。サービスステーションで記録をとっていると、ちょっと困ったような表情でウロウロしている人がいる。でも、記録に集中していて、ついそのままにしていると、廊下の片隅でジャーっと放尿された。「えっ、どうしたの、どうしたの」とあわてて声をかけると「トイレの場所がわからんようになった」とおっしゃる。「じゃあ、声かけてよ！」って言いたくなるでしょうが、そのような判断ができなくなるのです。ですから、私たちの方から困惑している方を見かけたら「どうされたのですか」と手を差し伸べる必要があるのです。

私も方向音痴なので、道に迷うことはよくあります。そのような時は、いったん出発点に戻って考え直します。それでも分からない時は人に尋ねます。こうしてみると、先の例の彼を迷子にしたのはたんに見当識障害の結果と考えるだけでは足りないものがあります。

人は、常に自分の経験していない新たな状況に直面します。なかには考えても解決できないようなこともあるでしょう。そのような時、人はさまざまな試行錯誤を繰り返し、時間をかけてでも解決の糸口を見つけだそうとします。そのなかには人に助けを求めるという選択肢も含まれています。

このような機能が痴呆ではうまく働いていないと考えられます。実行機能の障害のところでも同じ問題にぶつかりましたね。つまり、自分が危機状況にあるという漠然とした認識はあるのですが（現に一晩迷子になった彼は不安そうな面もちで歩いていて警察に保護されています）、そこから抜け出す手段をさまざまに試み、徐々にでも自力で、それができなければ人の手を借りてでも発見するということが難しいのです。

自覚できない

さて、痴呆の人には記憶の障害があります。見当識の障害があります。言葉、数といった抽象化機能の障害があります。でも、今日お集まりの方は皆さん専門家ですから詳しい説明は省きますが、記憶障害は痴呆を抱えた人には必ずみられますが、記憶障害があれば痴呆かといえば、そんなことはないですよね。ご存じのように、記憶障害だけしかない人は健忘症候群であっても痴呆ではありません。

たとえば五分前のことは忘れてしまう、でも、自分が忘れやすくなっていることは十分に理解していて、常にチェックしながら、たとえばその人が偉い社長さんであれば、秘書を置いて「私がやったことはその都度ちゃんとチェックしろ」と指示し、次にやるべきことを報告させて、ある事案をどう処理すべきかは社長自身が判断し、仕事をこなしていく。こんなことができる人を痴呆とは呼びませんよね。

むろん、言葉だけが障害されている人は失語症で、痴呆ではありません。失認、失行も痴呆にはよくみられる症状ですが、それだけでは痴呆ではありません。

では、これらの障害を痴呆の障害にしているものは何でしょう。これを説明するのはなかなかに難しいのですが、何とかわかりやすくお話する努力をしてみましょう。それは、良性健忘と悪性健忘とを比較した表で「自覚している」「自覚できない」という項目がありましたね（一七頁**表1**参照）。そこのところにかかわる問題です。でも、そのような決めつけに終わるのではなく、彼らの体験に即して考えてみましょう。

具体的な例から入りましょう。まず、私自身を例にあげると、私は最近、徐々に忘れっぽくなっています。しかし、そのことを私はまだ自覚できていますから、毎朝、手帳を見て、その日のスケジュールを確認してから仕事に出ることにしています。次の日に持って行かねばならないものがあれば、玄関先の目に付きやすい場所に前の日から置いておきます。それでも不安な時には前日から車に積んでおくのです。このように、忘れっぽくなってはいますが、私はまだそれに対して防衛策がとれているのです。

ところが、痴呆を病むと、このような防衛策がとれなくなります。それだけではなく、失敗を指摘されても、それが自分の責任だとは認知できなくなっている彼らは、一見、けろっとしているようにみえるのです。そのために、周囲はいらだちます。彼らは「しない」のではなく「できない」のですが、このような態度はまだそれほど日常生活の崩れが大きくない時期から、あるいは痴呆という診断がまだなされていない時期からみられることも多く、なかなか「できない」とは考えてもらえないのです。たかだか、「年のせい」とみなされ、叱責されたり揶揄《やゆ》されたりします。

もの忘れに対して「水道栓を閉め忘れないこと」とか「電話がかかってきたら必ずメモをとること」とか「煮炊きしているうちは鍋の傍を離れないこと」と書いた張り紙をしておくとよい、というような指導がなされることがあります。ですが、このような手だてでうまくいくようなら、よほど痴呆が浅いか、痴呆とは言えない状態なのです。

自分の忘れっぽさを自覚していて、時折張り紙に注意を向け、自分のやらねばならない行為を思い出し、張り紙の指示に従う、というような判断を順次、正確に行い、実行することは、彼らには至難のワザなのです。つまり、もの忘れがあるというだけではなく、自分がもの忘れしやすくなっていること自体を認識できなくなるのです。そうなると、自分のおかしたつまずきに自らの責任で対処することができなくなります。

ただ、「自覚がない」という言い方には誤解を招くところがあります。「自覚がないなんて、とんでもない」とおっしゃる方も多いでしょう。「痴呆の初期の頃から、かなり重度になってからも『私、馬鹿になったみたい』と母はとても不安がった。……夕方になるといつも泣いていた。なぜ悲しいのかと聞くと、『こんなにバカになってしまって……』という言葉が返ってきた」(呆け老人をかかえる家族の会編『痴呆の人の思い、家族の思い』中央法規、二〇〇四年、から引用）というような体験は、むしろ通常のことです。

ですが、このような方でも一つひとつのつまずきのエピソードに対しては、不思議にけろっとしておられるように見えることが多いのです。一つひとつのトラブルが自分の責任のもとで生じた出来事であると認知できないからです。にもかかわらず、そのたびに引き起こされる周囲の言語的、非言語的な否定的感情あるいは非難や困惑にさらされ、それらが蓄積して、全体として自分に「できないこと」がどんどん増えていること、周囲に迷惑をかけているらしいことを正確に感じとるようになるのです。

何度も繰り返しお話してきたように、私が「自覚できない」と言う時、それはあくまで認知の問題としてお話しているのです。情動の問題ではないのです。その都度は認知できなくても、人と人とのつながりから生まれる情動の世界では「自覚できている」ような言葉や反応が返ってくるのは何の不思議もありません。

知的「私」の壊れ

どうでしょう、このように考えてくると、何か同じ問題の周辺を行きつ戻りつしているとお感じになりませんか。ここまでの話を振り返ってみましょう。

感覚のスクリーニング機能の障害は、自分にとって意味ある刺激と捨て去るべき刺激とを振り分けることの困難でした。複数の動作を一つの行為にまとめ上げることの困難は失行の一種ですが、同じような困難が同時失認としても見られます。つまり、部分部分は認識できるのだけれど全体を把握できず、物語が読めないのです。

それは状況のなかの自分を把握できないことに結びついています。さらに、計画に基づいた実行の途中で自分のやってきたことを見直し、フィードバックをかけながら、また人の手を借りながらでも、当初の目標に辿り着くことが難しい。そして、自らのつまずきを自らの責任として自覚することが困難なのです。

これらの困難の中核にある問題をどう表現したらよいのでしょうか。それをずばり言えば、痴呆という病は記憶、見当識、言葉・数などの知的道具に侵襲が加わるのだが、それ以上に、それらを統括する知的「私」が壊れるというところに最大の問題がある、ということになるでしょう。

記憶、見当識、言葉や数の抽象化機能などは、日常生活を送っていく上でそれぞれがとても大切な機能です。しかし、暮らしのなかでは、これらの機能一つ一つがバラバラに役立っているわけではないのですから、複数の知的道具（要素的知能といってもいいでしょうが）を組み合わせて使いこなす「何か」がなければならないはずです。それを知的主体あるいは知的「私」と呼ぶことにすると、それが壊れるのです。ですから、痴呆を病む人は、いろいろなことができなくなるという以上に、「私が壊れる！」と正しく感じとるのです。

米国のアルツハイマー病者でマクゴーウィンさんという方が書かれた、ずばり『私が壊れる瞬間《とき》』（中村洋子訳、ＤＨＣ出版、一九九三年）という題の本がありましたね。

知的主体という言葉は固い言葉で、もう少しうまい言葉が見つかればいいのですが、学者も苦労して「内省能力」（ツット）、「本来の知能」（ヤスパース）、「知的人格」「知的スーパーバイザー」（室伏）などと名づけています。どれもが、道具的、要素的知能を統括する、より上位の機能を何とか言い表そうと苦労しているのです。

私は、オーケストラに例えて、弦楽器、管楽器あるいは打楽器といったパートパートの演奏者も問題を抱えてはいるが、それよりも指揮者が全体の曲想に従って奏者をまとめることができなくなり、結局、うまく曲を奏でられなくなっているところに最大の問題がある、と比喩的にお話することにしています。

ところが、クリスティーンさんにはこの痴呆最大の不自由があまり見あたらないのです。確かに、彼女の記憶障害、見当識障害は決して軽度ではありません。萎縮がきわめて強い彼女のＭＲＩを見ても、これは納得できます。しかし、知的な「私」の壊れはほとんど見あたらないのです。テレビでのキャスターとの見事なやりとりを見ても、数日ごいっしょして公的な場だけではなく彼女と接する機会があった私が見ても、そうなのです。

ＮＨＫのキャスターは、「痴呆の人は言葉を失うことが多く、彼女のように痴呆を抱えることの不自由を自ら話してくれることは稀なのです」と解説していましたが、問題は言葉の有無ではないでしょう。言葉数という点だけでいえば、彼女程度に言葉が残っている方はたくさんおられます。でも、彼女は自分に向けられた質問をよく理解し、適切な答をその都度、間髪を入れずに返す、それもその時々の雰囲気を読みとり、相手の立場、求めているものにも配慮して話しておられました。

これがじつに不思議なのです。だから、キャスターも言っていましたが、「痴呆のようには見えない」のです。専門家が見ても、非常に不思議な感じがするのです。おそらく、そのあたりで、あるいは痴呆の進行が予想と違ってきわめて緩やかだったこともあるでしょうが、アルツハイマー病とは違う痴呆のタイプを想定したくなって前頭側頭型痴呆と再診断されたのではないでしょうか。でも、先にもお話したように、この診断ではかえって彼女の現実の姿とのズレが大きくなってしまうのです。不思議な病態です。

これをどう説明したらよいのでしょうか。二つの道が浮んできます。

一つは、元々医者である私はやはりアルツハイマー病とも前頭側頭型痴呆とも違うタイプの痴呆の類型を考えたくなります。何と言うのでしょうか、先ほどお話したことから言えば、一つひとつの道具的知能の障害は深いけれど、それらが重なっているだけというような病態です。でも、彼女の、萎縮がきわめて高度のＭＲＩを見るとね……。少なくとも従来言われてきた痴呆類型のどれにもあてはまらないのです。

そこで、長年痴呆のケアに携わってきた私はまったく別のある誘惑に駆られるのです。もし、ポールさんのようなすばらしいケア・パートナーと共に暮らし、その他の条件にも恵まれると、知的「私」の壊れも小さくすむ、あるいは修復されるのではないか、という仮説です。魅力的な仮説でしょう？　でも、もしそうなら、今までの痴呆論は根底から考え直されねばなりません。そして、これまでの痴呆ケアのあり方も、です。是非、これからの実践のなかで検証してみてください。

ただ、この仮説はとても魅力的ではあるのですが、「私」の壊れという現象は、すでにお話したように感覚のスクリーニング機能の障害として知覚の領域にもみられます。ですから、かなり生物学的なレベルの障害に根ざしていると考えられ、おいそれと「小澤の仮説」として提示する気にはなれません。ただ、クリスティーンさんも知的「私」の壊れが強かった時期はあったようで、そこからの回復過程をＮＨＫのディレクターが再訪問して聞き出したい、と考えておられるようなので期待しましょう。

そして、そんなことは絶対あってほしくはありませんが、何らかの事情でポールさんと二十四時間生活を共にすることができなくなった時には、クリスティーンさんの不安と困惑、日常生活の困難が一挙に吹き出すだろうことは間違いないでしょう。その時には、知的「私」の障害もはっきりしてくるのではないか、と考えたりします。彼女の知的「私」は「私」を超え出て、「クリスティーン＆ポール」なのかもしれませんね。

でも、キャスターと受け答えし、講演会で質疑応答をしておられるのは、やはりクリスティーンさん一人で、ポールさんはほとんど口を挟んだりされず、彼女ににこやかな視線を向けるだけで、具体的なかたちでの助け船を出したりはされてはおられなかったしなあ。悩ましいのです。

9 痴呆ケアに求められるもの

私の補助をしてくれる「私」(補助自我)の必要性

ここまで考えてきて、ようやく痴呆ケアに求められているものの基礎の基礎が見えてきましたね。痴呆ケアは、記憶障害、見当識障害、言葉・数の障害……といった個々の機能の補いをしなければなりません。むろん、その具体的プログラムは一人ひとり異なっているはずです。そのための方法もまだ確立しているとは言えませんから、実践を通して確立する必要があります。知的障害の領域では、このような方向でぽつぽつ実践成果が報告されています。参考になるでしょう。

でも、それだけではなく、痴呆ケアでは知的道具を使いこなす、知的主体としての「私」を補助するという役割が求められているのです。実行機能の障害でお話した「つなぎ役」はその一部と言えるでしょう。そこで、知的「私」、知的スーパーバイザー、オーケストラの指揮者を補助する人あるいは機能を、当面「補助自我」と呼ぶことにしましょう。補助自我なんて言葉は固すぎる言葉なので、どなたかもっとよい言葉を見つけてください。でも、今日のところは補助自我としておきましょう。

ケア・パートナー、ポールさんに学ぶ

具体的には見事なケア・パートナー、ポールさんをイメージしていただければいいのです。ここでポールさんの言葉をいくつか紹介しておきましょう。「補助自我心得」と言えるでしょうか。

「彼女の負担をちょっとでも軽くしてやりたいのです。でも、何をやりたいかを決めるのは彼女です。彼女に自分が生活の中心にいると感じてもらえることが大切なのです」

これがポールさんの基本姿勢です。しかし、こうもおっしゃっています。

「病気のことだけをいつも考えているわけではありません。ごく普通に暮らしを楽しんでいるのですよ。彼女はいっしょにいて楽しい親友でもありますからね。一方的に介護しているのではなく、彼女は人生を旅するパートナーなのです」

こんなこともありましたね。レセプションは日本食だったのですが、クリスティーンさんは何度か訪日されたことがあるらしく、ポールさんに、「こういう時、日本ではみんなにビールを注いで回るのよ」と言い、ポールさんは私たち一人ひとりに注いで回っておられました。ポールさんがご自分の席に戻って数分経った頃でしょうか、クリスティーンさんがまた彼にビールを注いで回るように言われました。彼は何も言わず、二度目のビール注ぎに回られま

した。

話しかけると、「さっき注いで回ったところだよ、と言えばいいのだけれど、そうすると、今注いで回ってほしいという彼女の気持ちを無視することになる。それに、こんなことは日常生活でいくらもあるから、そのたびに訂正していると、彼女は落ち込むばかりになるんだよ」と言われました。やさしいですよね。すごいですよね。

講演会場でポールさんに、「クリスティーンさんと暮らしていて、楽しいこと、つらいことは何ですか？」という質問が出ました。ポールさんは、「彼女は、今は炊事ができなくなったので炊事は私の役割です。ショッピングもいっしょに行くことがありますが、だいたい私がやっています。掃除、洗濯、そういうこともほとんど全部私がやっています。時には夜中の二時頃に起きだしてきて、これから掃除する、と言い出すことがあります（彼の傍らでクリスティーンさんは笑顔でうんうんとうなずいておられました）。そのような時には、いっしょに掃除をして、そのあとベッドに戻り、彼女が寝ついたら、私も眠りにつくんです」。そして、言われるのです。「これが楽しいんです」って。「つらいこと」とはおっしゃらないのです。

もちろん、このようにすばらしいケア・パートナーを支える条件はあるようです。二人暮らしでクリスティーンさんのペースで時間が過ごせること、ポールさんがお元気なこと、それにお金の問題。講演会場で、「生活費はどうなっているのですか。オーストラリアでは年金がそんなにたくさん入るのですか」というつっこんだ質問も出ました。オーストラリアでも、年金は生活するのにカツカツな程度らしいのですが、日本の年金と同じで職域年金、いわゆる二階建て部分というのがあるんですって。クリスティーンさんは政府の高官でしたから、かなりの額の年金が入ってくるのかもしれませんね。

日本の現実

でも、日本の在宅介護は、なかなかそうはいきませんよね。夜中に起こされてしんどい思いをしても、次の朝には子どもの弁当をつくってやらないかんとかね。そういうことっていっぱいあるじゃないですか。介護をしながらＰＴＡにも出なければならん、隣近所とのつきあいも欠かせない、そういうことのなかで心身ともに疲れ果ててるわけですよね、介護にあたっている人は。

これは単に時間配分という問題だけでなく、痴呆の人と向き合う時のスタンスと、日常生活の常識に基づくというのか、規範に忠実にというか、そのような暮らし方との間には、かなりギャップがあって、それらの間で引き裂かれてしまうということが起きているはずです。痴呆を病む人をみるだけならうまくいくのだけれど、地域や親戚の人たちにああでもない、こうでもないと自分そっちのけでうるさく言われるのが耐えられない、とかね。

それに対して、ポールさんは二人の出会いのその日からケア・パートナーとして生きることを前提にして結婚し、暮らしをともにしておられるのだと思います。このような二人の関係と、人生の途中からケア・パートナーへの転換を余儀なくされた夫婦、親子、舅姑と嫁の関係を同一視して過大なものを求める愚は避けねばならないでしょう。

ですから、ポールさんとクリスティーンさんとの間に繰り広げられているすばらしいケア・パートナーぶりが、すべての人に可能だとは、私も思いません。私たち専門家は、いわばチームとしてこの補助自我を引き受けねばならないという別の意味での困難がありますしね。ただね、理想的なケア・パートナーを得ることができれば、不自由はあるにしても、あそこまでおだやかに、自分の思いに沿った生き方ができる、そういう痴呆ケアの一つの理想形を提示してくれている。その実像に親しく接することができて、これはやはり感動でした。

確かに、私は言葉としては語ってきました。不十分ではありましたが実践として示してもきました。すばらしいケアがあれば、痴呆を抱えても生き生きと暮らせるはずだ、痴呆を生きる不自由もうんと軽減できるに違いない、と。しかし、あそこまで見事なケアには至りませんでした。彼らの姿を一つの理想あるいは目指すべきケアとして、二人に学ばねばならないと本当にそう思いました。

僕が学者だったら、クリスティーンさんが言っていることなんか、すべて以前から自分が言うとったよ。プライオリティは自分にある、なんて恥ずかしげもなく主張していたかもしれない。だけど、どちらが先に言ったか、そんなの関係ない。全然関係ないですね。そういう世界とケアの世界とは違うの。クリスティーンさんが自分の言葉で痴呆を病むということのつらさ、不自由を語ってくれた。そして、希望も。さらに、彼女を日本に呼んでくれた石橋さん、テレビに乗せてくれたＮＨＫ、その他いろんな人たちのおかげで、痴呆を病む人をただ現実の枠組みにはめ込めばよしとする、これまで少なからずあった発想を捨てて、痴呆を病む人の体験に基づいてケアが展開される。その出発点、転換点に立てたと僕は思っているんです。

うれしい。本当にうれしい。このごろ私は涙もろくなっているので、つい……ね。

補助自我に求められるもの

補助自我の話に戻りましょう。補助自我には何が求められているのでしょう。

①生きる意欲を育てる

まず、先の料理の話で言えば、目標「Ｘ」があるということです。生きる意欲を育てると言ってもいいでしょう。意欲をまったく失い、何もしたくないと言う人に「不自由」のありかを問うてみても致し方ないでしょうからね。

②不自由を知る

痴呆を抱える不自由を一人ひとりについて知って、そこに的確な、理に適ったケアを提供する。

③絶対の信頼関係

そして、最後に絶対的といってもいいような信頼関係を築く、という課題です。

この人の言うことを聞いていたら、自分は今何をつくっているか、もう分からなくなってしまったけれど、できあがってみると「ああ、そうだった」と思い出すだろう。思い出せなくても、きっとうれしい結末が待ってくれているに違いない。そう思っていただけるようになって、初めて肉じゃがづくりの過程をうまく運ぶことができるのです。たかが肉じゃがづくり、でも、それをスムーズに進めるには、ほとんど絶対的といえるほどの信頼関係が前提になっているはずです。

では、この①〜③のどこから始めるのがよいと思われますか。

ご家族は別ですが、専門家としてケアにあたる者は、まず②から、ではないでしょうか。だって、生きる意欲を育てると言っても具体的にどうするの？　絶対の信頼関係？　どうすればつくれるの？　あまり精神主義的にものごとを考えるのではなく、この際、遅れている痴呆ケアの技術化を図ろうと考えている私は、そう思うのです。

まず、痴呆を生きる不自由を一人ひとりについて知って、そこに私たちが専門家として知的な補助具を提供するということは、生きる意欲、絶対の信頼関係が十分ではなくても、ある程度はできるはずですね。そこから始めるべきだと思うんです。

それがある程度やれたら、「この人が何者かはよう分からんけど、どうもこの人が傍にいて手助けしてくれたら、いろんなことができるようになったわ。便利な人や」と思ってもらえるのと違いますか？　その結果、信頼関係は少しずつ深まるでしょう。信頼関係が深まっていって、痴呆を生きる不自由に具体的な知的補助具が提供されると、生きる意欲は必ず生まれてくる。そう楽観的に考えませんか。

ご家族には違う道があるでしょう。前にも言いましたが、何も考えずにすっと深い信頼関係をつくってしまえるスタッフもいますから、それはそれでいいのです。しかし、私を含めてケアスタッフのすべてが感性に富んでいて、誰にでもやさしくできるというわけではないでしょうから、まず、②の課題から入った方がよいのではないか、と提案しているのです。

「デイハウス沙羅」の実践

ここで今日の講演を企画していただいたもう一人、伊藤美知さんが主宰されている「デイハウス沙羅」の実践について紹介しておきましょう。

彼女とは昔からの友人のように感じていますが、実はまだ数回しかお会いしていないのです。彼女が痴呆専用のデイサービスをつくろうと考えられ、柳君の紹介で、数年前、私の前の職場、「桃源の郷」においでになりました。私は「ごく普通にやさしくすることができれば、やれるよ」と言ったようです。むろん、数時間話して、彼女の優れた資質を見抜いたからです。その後しばらくして、彼女は予定通り痴呆のデイサービスをつくられ、以後、多い時は週一くらいのペースでメールが届くようになりました。つまりは、「メル友」です。

さて、実行機能の障害についてお話した際に、痴呆ケアには「つなぎ役」が必要である、と言いました。その時は肉じゃがを例にしましたから、かなり単純に聞こえたかもしれません。しかし、痴呆ケアはもっともっと複雑な問題に対応しなければなりません。たとえば、尿失禁が始まった人がいるとします。どのようなケアを考えますか？まず、医学的な診断が必要でしょう。尿路感染症による失禁ならば、抗生物質の投与で治ってしまうこともありますからね。前立腺肥大による場合は手術ということも考えなければなりません。その他にも腎疾患、女性器疾患など医学的対応が求められる場合も少なくありません。薬物の副作用で尿失禁がみられることもあります。でも、今日は省略しましょう。

また、失禁がどのような種類の失禁なのか、つまり切迫性失禁なのか、腹圧性失禁、溢流性失禁、反射性失禁、機能性失禁のどれなのかを知らねばなりません。それぞれにケアが異なってくるからです。そのためには排尿のしくみを理解することが求められますが、今日は省略します。

機能性失禁とは、他には原因らしいものが見つからず、痴呆によって起きてくる失禁であるとされます。なるほど。でもそう言われても何も見えてきませんよね。痴呆にまつわる診断には、このような身も蓋もないものが案外多いのですよ。困ったものです。医療では対応できないとなると、医学は興味を失うのです。そこで、医学的疾患が見あたらなかった機能性失禁のケアをここでは具体的に考えることにしましょう。

目標「X」は、うまく排尿できるということです。ここでおむつが必要か、排尿誘導かと議論するのは早すぎます。まず、排泄行為に至る「A」、「B」、「C」……はどのようなものなのかを考える必要がある、と伊藤さんたちは考えました。「つなぎ役」を演じる前に、つなぐべきことがらは何なのかを明確にしよう、ということです。「行為動作分析」とおっしゃってます。

「A」は尿意がある、ということでしょうか。「B」はトイレに行こうとする、でしょう。尿意があればトイレに行こうとするだろうと決めつけてはいけません。ここでつまずく方は少なくないのです。「なんか下腹が気持ち悪くなってきたな。どうしたらいいんだろう」で終わってしまう人もいれば、トイレに行くべきことに考えが及んでも、それを行動に移すにはどうしたらよいのかが分からない、意欲が出ない……、さまざまな課題が乗り越えられず、失禁に至るのです。

尿意が生じればトイレに行くという、私たちはごく自然にやっていることでも、そこにはある種のプランニング（計画立案）が必要なのです。展望記憶という言葉がありますが、未来の事象を予期し、それに備えるための行動計画を記憶しておくことと説明されています。今検討中の事柄で言えば、排尿に至る行動計画が大まかにでも頭のなかに入っている、ということです。これが崩れていると、尿意とトイレに行くという行動とがうまく結びつかないのです。

難しいことばかり言うとお感じになるかもしれませんが、私たちがごく当たり前にできると思っていることのなかにも、痴呆を抱える人には案外に難しいことがいくつもあるのです。それを分かっていただきたいのです。

尿意と行動という問題に戻りましょう。むろん、誰かに言語的な、あるいは非言語的なサインを出してオシッコがしたいと伝えることができればそれでよいのですが、それがとくに非言語的なサインとして伝えられる場合には、このサインをケアスタッフが感知して排尿誘導に移れるか、というスタッフ側の力量が問題になるでしょう。

トイレに自分で行こうとする人を、ここでは想定しましょう。ベッドあるいは布団から立ち上がって、トイレに行くという動作が「C」でしょうか。後は、トイレの場所が分かっている、そこまで排尿を抑制できる、がまんしている間にトイレまで移動できる、トイレの電気を点ける、ドアを開ける、便器に座る方向が分かる、下着をうまくおろせる（後は省略）ということになりますね。そのどの段階で失敗しているのかを考えるのです。そのために排尿についての行動分析表をつくって、失禁者一人ひとりにあてはめてケアを届けようというのです。

伊藤さんは、その他にも入浴、着脱衣などケアに困るたびに、それぞれの行為に対して、このような行動分析表をつくり、補助自我としてのケアを具体的なものにしようと試みておられます。なにせ私は彼女の「メル友」ですから（笑）、メールでほんの少しお手伝いしてきました。この試みは日本痴呆ケア学会で発表され、二回にわたって優秀発表演題として表彰され、手を取って喜び合ったこともありました（伊藤さんの「行為動作分析」は本書第二部二五七頁参照）。

こういう工夫をしてくれる人がいる、このように具体的な発想で、私の漠然とした基礎工事の上に家を建ててくれる人がいる。ありがたいなあ。もちろん、これは一つの方法で、他にも痴呆の不自由を支える方法はいくつもあると思いますが、とくにチームとして痴呆の抱える不自由に補助具を届ける際の一つの方法が提示されたのは、いいい！

10 コーピングとギャップ

痴呆を生きる姿は痴呆の不自由の直接的表現ではない

今日の講演会の後半は、痴呆を抱えることの不自由について語り、それを軽減するケアの方向を示しました。ただ、どうでしょう。自分で話しておいてこんな言い方はないと思うのですが、現場感覚からすると、全体としてちょっとまとまり過ぎというか、どこか違うなあと感じられませんでしたか。

それはおそらく、痴呆を生きる姿は痴呆の不自由の直接的表現ではない、ということに起因するものです。彼らは自分が抱える不自由を一所懸命乗り越えようと努力しているのです。その努力の「成果」が私たちに届けられているのです。

このような努力に対して心理学や看護の世界などでは「コーピング」という言葉を使います。ただ、コーピングという言葉はストレスコーピングという熟語で使われることが多く、積極的、意識的にストレスに立ち向かい打ち克つという雰囲気があります。ところが痴呆の場合は、決して意識的とは言えず、その努力の多くは空回りをして、かえって不安、混乱、あきらめ、そして絶望を生んでいるのです。それが痴呆を生きる現実の姿です。

それでもコーピングという語をここで用いるのは、何がストレスになるのかは単に環境側の条件に求められるべきではない。ある事態が自分の対処能力を超えていると感じた時、その環境要因はその人にストレスをもたらすストレッサーになる。その結果、彼らはストレッサーに対してさまざまな反応を示すようになる、という基本認識がコーピング論にはあって、このような考え方が痴呆を生きる人たちの行動や症状を考える際にとても大切なのです。つまり、痴呆を生きる不自由の一般論は知っておかねばならないのですが、その不自由を抱えてどのような反応、行動に至るかは、一人ひとりの人柄やその人の置かれた状況などによって違ってくることに注目したいのです。

一方、ケアスタッフは彼らの一所懸命さは痛いほど感じるのだけれど、届けられる彼らの一所懸命さの「成果」は、実際問題としては困り果てるものであることが多いのです。在宅介護者はこのようなときに叱りつけても何もならないことはよくご存じで、でもつい否定的感情をぶつけてしまい、後で自責の念に駆られるのです。こうして、痴呆を病む人と介護者とは抜き差しならない関係にとらわれてしまっています。このあたりの機微がまだ語りきれていませんでした。

弄便

具体的にお示ししましょう。

弄便などは失敗したコーピングと考えることができます。

「なんかお尻のあたりが気持ち悪い。何とかしたい。手を差し入れたら何かが触る。ああ、これを取り除けばいいんだ。手に何か付いたなあ。布団にこすりつけたら、まあ、何とかなった。お尻のあたりも少しマシかなあ。あれっ？　すごい顔して嫁さんが飛んできた。怒ってる。何を怒ってるんだろう？　とてもまずいことを私はしたらしい。何をしたのだろう……」

自分に起こった不具合を何とかしようとする人ほど周辺症状を招き寄せることが多いのです。何とかしようという意欲までも失ってしまうと、周辺症状はあまり見られなくなります。ある意味では、周辺症状は痴呆を生きる人のエネルギーの発露でもあります。いえ、だから周囲はがまんすべきだ、などと言っているのではありませんよ。その混乱、困惑を最小限にするためのケアを工夫し、彼らに届けねばならないと言いたいのです。ケアスタッフであれば、弄便をみても自分の否定的な感情は技術として押さえこまねばならないでしょう。ですから、弄便の後始末をしている間、本人を手荒く扱ったり、裸のままほったらかしにしてはだめですよ。

さまざまなコーピング

広くとれば周辺症状はすべてコーピングの結果である、と言うこともできます。『痴呆を生きるということ』で、もの盗られ妄想は依存欲求とその拒絶という、現実世界では決して両立しない思いに引き裂かれ、自分が自分であることさえ困難になった事態を切り抜けるために発見された「新たな生き方」であると書きました。もの盗られ妄想が出現すると、それまでの焦燥、まとまりのない行動、抑うつから抜け出す人が少なからずいるのです。むろん、妄想は新たなトラブルを生むのですが、一時的にせよ、妄想は彼らにこれからの生きる道を明確に指し示すのです。

『吾妹子哀し』で、杏子が娘・茉莉子を記憶から消し去ったのも、茉莉子の言動から受けた傷を癒すための必死のコーピングであったと考えられます。

おもらしをし、ちょっとバツの悪そうな顔つきで、「そこに小川が流れてまして、そこで洗濯していたらこんなに濡れてしまって、年をとると困ったものです」と言った方もおられました。

本当にそう思われたのかもしれませんが、どこかで失禁あるいは失敗をしてしまったという認識をおもちなのだろうという微妙な表情をなさっていました。これらは、痴呆学では妄想あるいは作話と呼ばれたりしますが、対処し難いと感じた事態を何とか切り抜けようとする彼らの思いが生んだ「成果」でしょう。

もっとも、痴呆を抱える不自由に対するコーピングが周辺症状を生むとは限りません。こんなことがありました。スタッフが面会の夫を連れてきて、「面会ですよ。どなたか分かりますか?」と訊ねます。すると、彼女は不機嫌そうに何も言わず部屋から出て行ってしまいます。「まあ、今日はご機嫌斜めね。じゃあ、ごゆっくり」とスタッフが去ると、すぐに戻ってきて、「失礼ね。自分の父親が分からないはずないじゃない」。

それを聞いて夫が、「父親じゃないよ。旦那よ、旦那。忘れんといて」と悲しい顔をします。それに対して彼女は即座に、「だって、あんたおとうちゃんじゃろ」と応えたのです。

面会があって「あっ、うれしい」と思った瞬間、記憶力を試され、テストされる(こんなケアを知らず知らずのうちにやっていませんか?)。「失礼な」と感じた彼女はそう言い放つかわりに部屋を出ていく。スタッフと自分との役割・力関係をどこかですでに悟っていて、無駄な衝突を避けたのでしょう。

その後、おそらくは「父親」と誤認(あるいは言い間違い)したことで相手を傷つけたと感じた彼女は、とっさに、「私はあんたのことをいつもおとうちゃんと呼んでたじゃない」と言い、見事にその場を切り抜けたのです。彼らが日々刻々、当意即妙に切り抜ける、その見事さにはいつも感心させられます。彼らもその都度必死なのでしょう。

このようなとき、ご主人が、「はっはっは。うまい! そうか、そのとおりじゃな。おとうちゃんじゃよ、確かに俺は」と笑いとばしていただけるようだと、一時的にせよ、抜き差しならなくなっていた二人の関係がふっと解けるのです。ところが、不機嫌になって、「何をまたごまかしてるんだ。私があんたの旦那であることを忘れたらいけんじゃろう」と言われるようだと、関係はさらに悪化するのです。

コーピングの理由

こんなこともありました。「ない、ない、なくなった、なくなった」とイライラしてタンスを引っかき回している方がおられました。「どうされたのですか、何かなくされたのですか」と問うと、「あれじゃがね、あれ」と答えられます。「あれって何でしょう」とお訊ねすると、「それが分かっているくらいなら苦労せん！」と怒鳴られました。「何がなくなったのか分からなくなったのですか？」と再度訊ねると、「さっきからそうだと言うとるじゃろが！」とさらに彼は怒りをあらわにされたのです。

良性健忘と悪性健忘との比較表をもちだすまでもなく、これは後者でしょう。では、一見無意味な、何を失ったかを忘れてしまってもなお探すという彼の行為はなぜ生まれるのでしょう。自覚できないから、という決めつけは確かに一つの正解でしょうね。でも、それだけではなく、探すという行為をつづけることでようやく保たれるものがあるはずです。

それはおそらく彼の自己同一性《アイデンティティ》でしょう。自己同一性というのは「自分が自分であること」という程度の意味です。つまり、過去から現在まで保持してきた自分、これからも同じ自分でありつづけるだろう自分。そして、周囲からも承認されてきた自分のことです。

彼は当初は何か特定の物を探していたのでしょう。それを途中で忘却してしまった。しかし、そこで探すという行為を中止すると、自分がこんな簡単なことを忘れてしまったということを認めることになる。それは許されない。とすれば、探しつづける以外に彼がとる道はなかったのでしょう。「無駄なことを……。あきらめたらいいのに」というのは、その程度のことでは自己同一性がびくともしない者の言い分です。かくして決して解決しない行動が繰り返され、堂々巡りに陥った彼らはますます焦燥を募らせるのです。

そうです。私は痴呆を生きる姿にみられる困惑や周辺症状の多くは、このようなやむにやまれぬ心情から生まれてくるものなのだろうと考えているのです。

むろん、そのような事態に彼らを追い込むのは、彼らの抱えている痴呆の不自由であり、すでに保持することが困難になった自己同一性への執拗なこだわりです。

ですから、それらは客観的な目標を失った、解決に至ることのない、周囲からみると「無意味な」行動になりがちであり、「問題行動」になることが多いのです。でも、それは自己同一性保持のための必死の闘いなのです。そう考えると、彼らの不自由を支え、その心根にケアを届かせる以外に彼らを苦境から脱出させることはできないということになります。

とは言っても、このようなケアは難しいですよ。だって、彼らは自己同一性を保持しようとする行動が、逆に自己同一性を危うくしてしまっているという悪循環のループに巻き込まれていることが多いのですから。そのことを思いやって、少し気を逸らせることで、決して解決に行き着かず、焦燥を募らせる一方の行動を中断していただくのが、一時的ですが実際的な逃げ道です。

でも、本当は、「そんなに過去の自分にこだわり、守ろうとしないでいいのですよ、どんなに失敗してもそのままのあなたで十分なのです」と言ってあげたいですね。クリスティーンさんの言葉を借りて、「過去のこと、できなくなったことに意味があるのではなく、今ここで生きていることが大切なのです」ってね。

でも、それは言葉として伝えるのではなく、そのような場を提供し、そう思っていただける雰囲気に包み込んで差し上げる以外にはないでしょう。そこは世の規範、常識から少し自由で、暖かく豊かな人と人とのつながりがあふれている場になっているはずです。

悪循環のループは、彼らと介護者との間にも生じます。彼らの自己同一性を守る行動はえてして介護者の否定的な感情を引き起こします。これはある意味で致し方ないことなのですが、このような感情にさらされた彼らにいっそう無理な自己同一性保持を強制する結果を招くのも事実です。その結果、さらに周辺症状は増加し……、こうして悪循環が生じるのです。

たとえば、何を忘れたかさえ忘れてなお探しつづけるという先の行為からもの盗られ妄想まではあと一歩でしょう。なくなったのは自分のせいではない、誰かが盗ったからだと考えることができれば、彼らの自己同一性は守られるに違いないからです。しかし、それは介護者との関係を極端に悪化させ、抜き差しならない事態を招き寄せるでしょう。このような時にこそ、私たちは介護者にちょっとゆとりをもっていただけるような提案とケアの工夫をしなくてはなりません。

周辺症状の成り立ち

このように考えてくると、先にお話しした痴呆の不自由は、さまざまに修飾された彼らの言動から抽出された抽象的な概念である、ということがお分かりいただけたかと思います。ですが、彼らの言動の基盤にある不自由をしっかり押さえておかないと、的はずれな働きかけが彼らの自己同一性を脅かし、彼らが抱える不自由の修飾をいっそう複雑にして、そもそもの起点さえ見えにくくしてしまう危険性が大きいことを心に刻んでおいてください。今回の講演の後半部分はそのための基礎作業だったのです。

ここで、もう一度、コーピングなどという言葉を使わずに周辺症状の成り立ちを考え直してみましょう。すでに掲げた**図1**（三〇頁参照）は、いわば医学的にその由来を示したものです。そして**図3**はそれをケアの立場から私なりにまとめたものです。

「本人のやりたいこと」と「やれること」の間にギャップがあります。「今日はいい天気だなあ、散歩に行こう」という思いと、散歩に出てしまうと帰ってくるのが難しくなる自分とのギャップというような意味です。あるいは本人が想定する自分、たとえば「まだまだぼけてなどいない」と考える自分と実際の自分との間にもギャップがあります。また、周囲の「期待」と現実の本人との間にもギャップがあるでしょう。

ところが、ここまでお話ししてきたように、痴呆という病は、このギャップに気づき、自らの力で、あるいは人の手を借りてでも乗り越える力を奪います。その結果、〝身の丈に合った

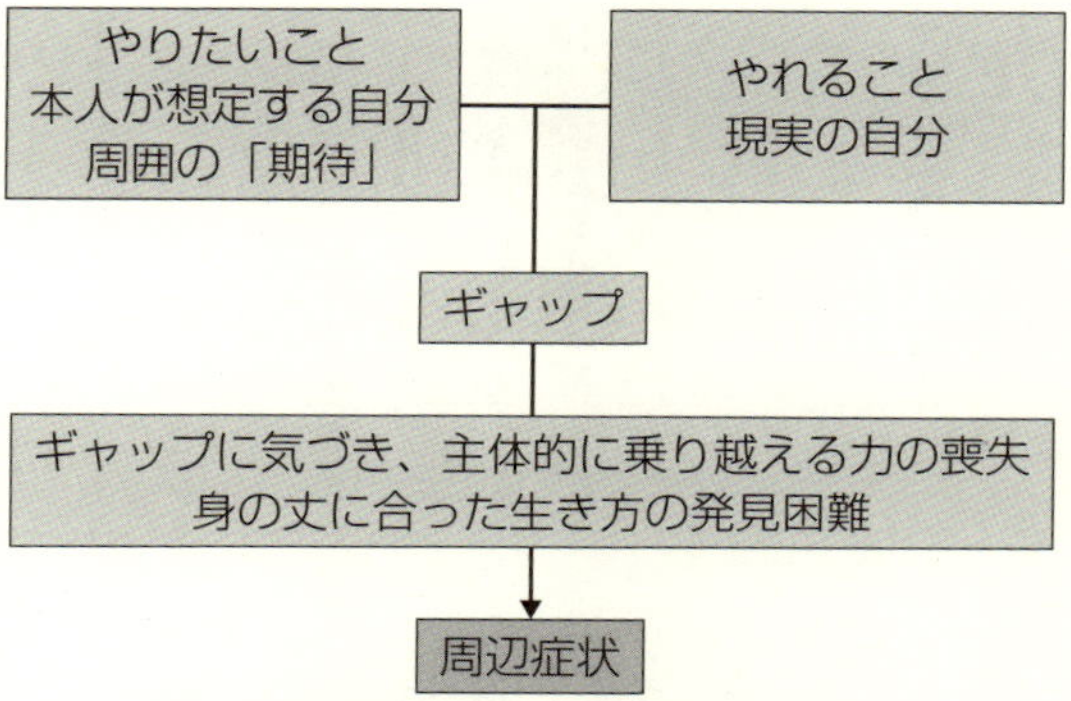

図３　周辺症状の成り立ち（ギャップ）

生き方〟を見つけるのが難しくなります。それが周辺症状を生む、と考えました。

むろん、このような語り口は事態をかなり単純化したものです。その過程にはすでにお話したように、痴呆を病む人たちの自己同一性を守る壮絶な闘いが介在し、介護者の追いつめられた困惑と反応があります。

守り育てるべきギャップ

そのことを分かった上で、でもあえて言いたいのです。

あまりに大きなギャップはたしかに生きづらさを生み、周辺症状を生んで、本人にとっても大変です。ですから、そこにケアを届けて、ギャップを小さくする必要があります。ただ、ギャップはないといけないのです。ギャップは守り育てるべきものでもあるのです。

私たちだってそうでしょう？　皆さんのなかに「自分のやりたいこと」と「やれること」との間に、あるいは「自分が想定する自分」と「現実の自分」との間にまったくギャップがないっていう人がおられますか。もしあれば、よほど優れた現実感覚をもっておいでか、それとも「今のままの自分でもうええわ」というふうに、現実の自分から抜け出そうとせず、ちょっと惰性で生きてしまっている人か、どっちかじゃないでしょうか。

ギャップはないといかん。別に難しい話をしてるんと違うんですよ。

今の自分の給料やったら、そんなに高いもんはいつも買われへんけど、まあ、一年間、しんどいところを頑張ってボーナスももらったんだから、僕はそういうことには無知ですが、ヴィトンだかプラダだか、シャネルだかの袋物を自分へのごほうびに買おう、なんて考えるじゃあないですか。久しぶりに回らない寿司を食おうとか（笑）。そういうギャップはないとね、僕たち生きていけません。暮らしを豊かにするのは、このようなプラスアルファでしょ。機能ということだけなら、ブランド品も紙袋もあんまり変わらないように思うんですが、違いますか？

ケアは文化である

ちょっとかっこよく言えば、「ケアは文化である」。そうなるかな。

文化って、要するにプラスアルファですよね。動物として生きるには不要ですが、豊かな暮らしを送ろうとすると不可欠なもののことです。

たとえば、私たちの夏の年中行事の一つに流しそうめんがありました。けっこう準備は大変です。竹を切り出してきて、半分に割って、節をとり、とげが刺さらないようにサンドペーパーで磨く。組み立てて、衛生のことを考え熱湯を流すとぷーんと竹の香がたちます（**写真３**）。

こうして流しそうめんをするのです。流し役はいつも私でしたね。みんな大喜びで、いつもはあまり食欲のない方にもたくさん食べていただけました。みんなの笑顔に会えると、それまでの準備の苦労は吹っ飛びます。でも、そうめんをおいしくいただくのなら、本当は流しそうめんはだめでしょう。だって、うまく箸ですくっていただけず、向こうにたまったそうめんをまたこちらから流したりしていたのですから（笑）。でも、皆さんにおいしいと言っていただけました。やはり、プラスアルファの力でしょうね。

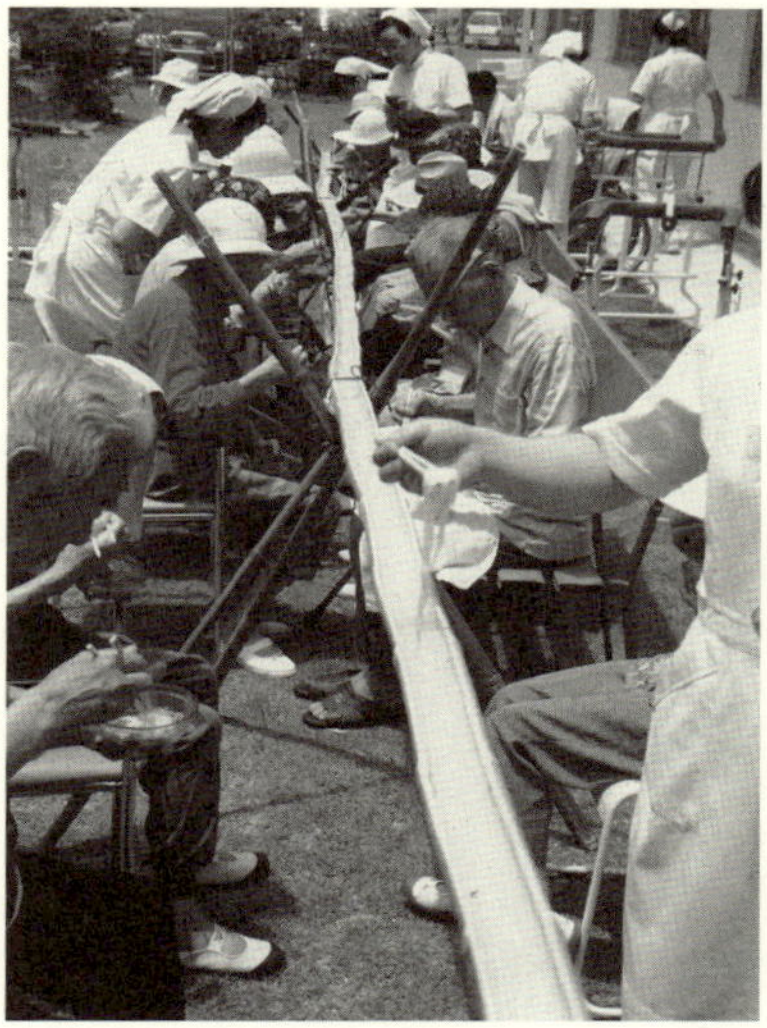

写真３　流しそうめんを楽しむ

痴呆の人にだけギャップをまったくなくそう、プラスアルファはいらない、という考え方は間違っています。本人の「やりたいこと」を潰し、「現実の自分」を突きつけて、周辺症状をなくそうとすれば、結果的には意欲を失い、笑顔をなくしてしまった生きる屍のような人をつくるだけです。このような行為をケアと呼ぶべきではありません。向精神薬をこのような目的で使用するのも同罪です。

繰り返します。ギャップは大き過ぎて困惑が激しくなれば、ケアを届けることで小さくしてさしあげねばなりません。しかし、一方でギャップは守り育てていくべきものでもあるのです。

11 まとめ

クリスティーンさんの本は希望の書である！

そろそろ時間がなくなってきました。最後に、もう一度クリスティーン・ブライデンさんの話に戻りましょう。私は彼女の『私は誰になっていくの？』という本を希望の書として読みました。数日ごいっしょさせていただいたブライデン夫妻は、その存在自体が私にとっては希望でした。

ただ、私がどこに希望を見たのかは分かっていただきたいのです。

私は決して痴呆になってもこんなにすばらしい本が書ける、講演も見事なものだった、というところに希望を見たのではありません。乗り越えるのが難しい障害を抱えながら、すばらしい出会いがあり、多くの人たちとのつながりを得て、淡々と、そして生き生きと暮らしておられる、そのことに希望を見、感動を覚えたのです。

写真４は岩波新書でも使わせていただいたものですが、彼女が言葉さえ失い、かなり痴呆が重度になった頃のものです。私にとっては、この笑顔がクリスティーンさんの本同様に希

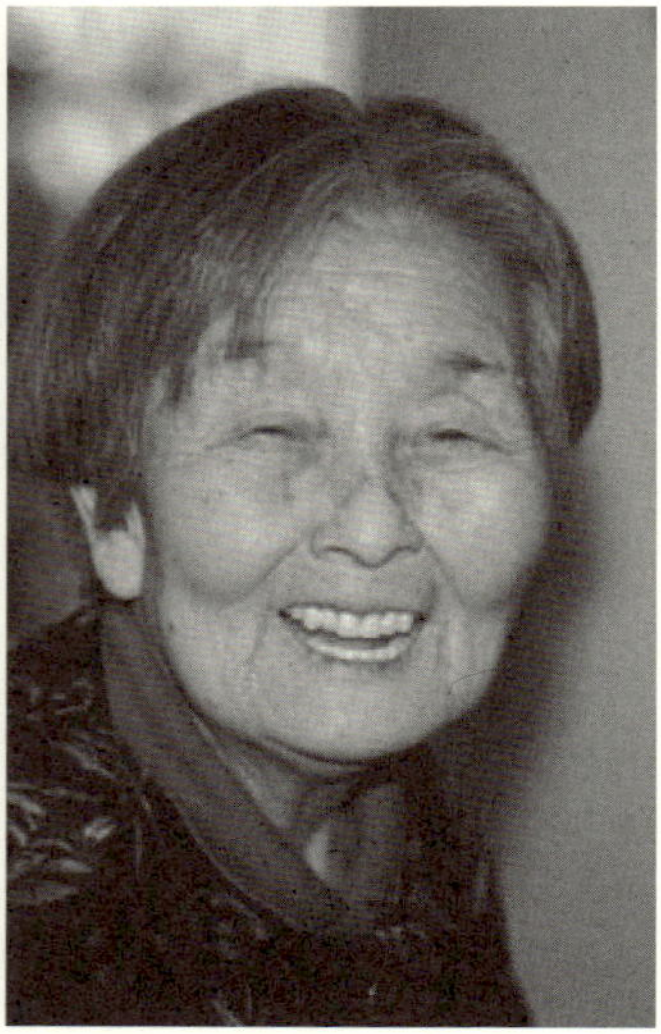
写真4

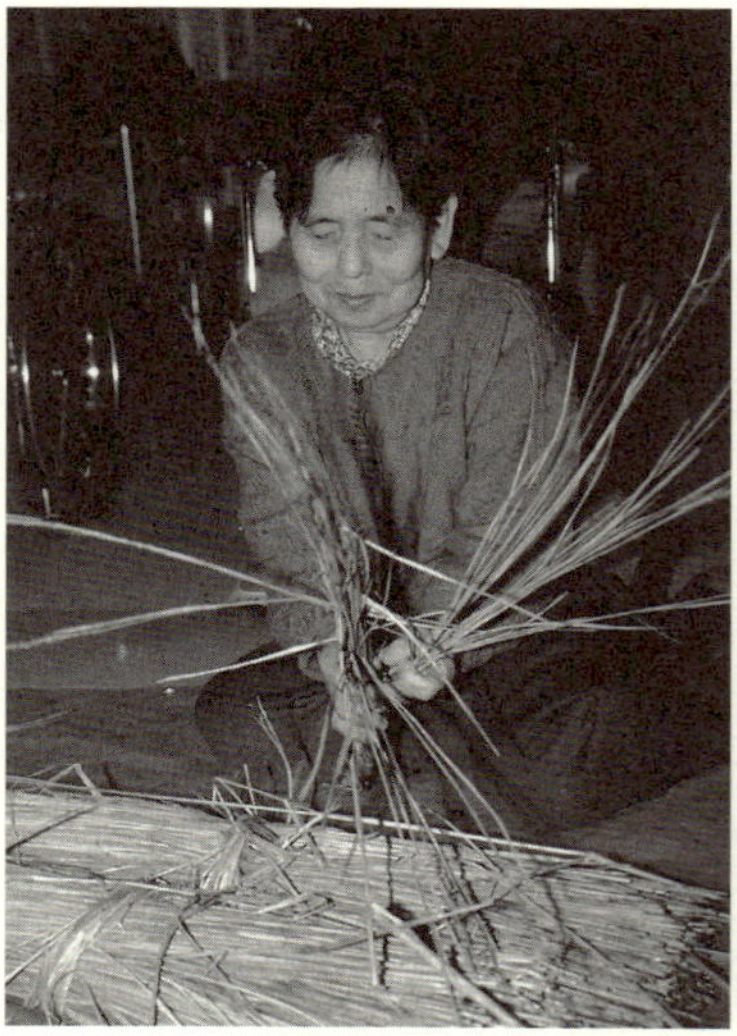
写真5

望なのです。

写真5、これも岩波新書に載せさせていただいたものです。彼女の痴呆は深く、食事の途中でも立ち上がって徘徊するような方でした。たまたま注連縄《しめなわ》をつくろうということになって、スタッフが家からもってきてくれた藁《わら》で、縄を綯《な》った経験のある、比較的痴呆が軽度の方に綯ってもらっていました。その傍で、彼女がいつもの徘徊を止めて見ていたのです。

私は「Tさんにも綯ってもらったら」とスタッフに声をかけたのですが、そう言った私でさえ彼女が綯ってくれるなんて思ってもいなかったのです。でも、このとおり見事に縄を綯ってくれました。今、思い出しても涙ぐんでしまうほど感激しましたね。クリスティーンさんが本を書いて痴呆の人の思いを私たちのもとに届けてくれたということと、彼女が縄を綯って私たちに手渡してくれたということは、私にとってはまったく同じように希望です。そういう感動をつくり出せない、あるいはそのような場面に出会っても感動できない痴呆のケアはもうだめです。

「ぼけても心は生きている」「ぼけても安心して暮らせる社会を」

今日も「呆け老人をかかえる家族の会」の方から名刺をいただきましたが、痴呆を病む人の心を基盤にしてケアが進められるべきことを真っ先に言い出されたのは家族会です。

京都で誕生した家族会は、最初の頃こそ家族のしんどさを訴える集団でした。それはそれとして十分に意味がありました。痴呆を抱える人たちに対する施策は、家族会の訴えで間違いなく前進しました。ところが、その家族会が数年前から毎年九月、世界いっせいに活動が繰り広げられる世界アルツハイマー・デイのスローガンとして「ぼけても心は生きている」、そして「ぼけても安心して暮らせる社会を」を掲げられるようになったのです。

家族という立場だけではなく、痴呆を病む人の思いを訴えられるようになったのです。これは大げさではなく、痴呆ケアにとっては革命的なできごとだった、と私は思っています。

今日、お話させていただいたことも、まとめてみると、

「ぼけても心は生きている」

「ぼけても安心して暮らせる社会を」

この二つのスローガンに尽きます。

中途半端な終わり方ですが、時間もだいぶ過ぎてしまったので、ここでひとまず終わらせていただいて、皆さんからのご質問に答えたいと思います。雑ぱくな話を最後まで熱心に聴いていただいて、ありがとうございました。

質疑応答

Q1 小澤さんの哲学を教えてください。

司会者　「デイハウス沙羅」の伊藤です。これから質疑応答に入りますが、司会をさせていただきます。まず、事前にファックスでいただいた質問からまいります。
「痴呆ケアには哲学がないと感じてきましたが、小澤さんの哲学をお教えください」

小澤　うーん。私に哲学なんかありません（笑）。痴呆ケアに独自の思想や哲学が必要かどうかも分かりません。『痴呆を生きるということ』を読んでいただいた方から、この本は痴呆について書かれているが、老いるということ、死を迎えるということを巡っての思索ですね、と言われてうれしかったですね。
ごく当たり前のことをごく当たり前に書いていくと、途中から、これは何も痴呆を病むということには限らない話だな、生きる、病を得る、老いる、生命の限りを迎えるということを考えるのと、まったく同じことだな、と私自身が感じていたのです。

あえて思想というなら、痴呆を病む人の世界を基盤にしてどのようなケアを届けるべきかを考えるということでしょうが、でも考えてみると、これは思想や哲学なんて高尚なものではなく、ケアの常識でしょう。ケアって、もともとは相手を気づかうという意味ですものね。その常識が常識になっていなかったところに問題があるのでしょうが。

突然、違う話になってしまうのですが、私は学生たちにはいつも言うんです。とくに自分が病気を抱えるようになって余計に思うのだけれど、一人の人間がやれること、一つの施設でやれること、あるいは向き合った一人ひとりの人のケアに心を込めるということが、わが国の痴呆ケア全体に及ぼす影響なんて絶望的に小さいのです。ただ、その小ささのなかからしか希望は生まれません。

目の前の痴呆を病む人の、そして彼らとともに生きておられるご家族の暮らしが少しでもスムーズに進むように、彼らが不安や混乱から少しでも抜け出せて、生き生きと暮らせるように工夫しましょうよ。そこからスタートするしかないんじゃないかしら?

それを誰かが思想化してください。私は思想家でもないし、私が書いたり、話したりすることのなかで、なんらかの思想を感じとっていただければそれはそれでありがたいのですが、それを思想として語るのは、ごめんなさい、私はあまり上手じゃないのです。

Q2 知的「私」は壊れるのに、情動的「私」が壊れないのはなぜですか?

司会者　では事前に届けられた二つ目の質問です。

「知的『私』は壊れるのに、情動的『私』が壊れないのはなぜでしょう?」

小澤　確かに、知的「私」の壊れに比して、情動領域の「私」はあまり崩れません。クリスティーンさんの言葉を借りれば、認知的自己は徐々に失われていっても、感情的自己はあまり崩れないのです。ただ、私があまり情動的「私」という言い方をしないのには理由があります。

認知する「私」はどこまで行っても自分が認知している、という感覚から抜け出ることはないでしょう。ところが、情動をもつ私は確かに私なのでしょうが、ともに喜び合い、いっしょに悲しんでいるうちに、それらは人と人とのつながりのなかにとけ込んでゆき、私たちの喜び、悲しみになって、あるところからは「私の情動」という感覚を超えるのではないでしょうか。

また、桜や紅葉を見て、最初は自分がうつくしいと感じているのですが、そのうちに対象と自分との境が消えて浮遊しているような、不思議な感覚になることはありませんか。

私はかつて山登りをしていましたが、ご来迎の瞬間は期せずして「おーっ」というどよめきが起こります。ところが、しばらくするとしーんと静まりかえって恍惚としたというんでしょうか、自分がご来迎を見ているという感覚を失い、自然に包まれて自分を失ってしまったような不思議な感覚に陥ったものです。性の世界を考えるともっとわかりやすいかもしれませんね。

つまり、情動の世界は自分の情動世界という感覚よりむしろ人と人とのつながりのなかに、あるいは自然のなかにとけ込んでゆくものではないか、それはどこまでも自分の認知としか感じない認知の世界とは違っているのではないか、ということを言いたいのです。

ところで、認知領域と情動領域とのあいだで侵襲の深さにギャップが生じることは不思議と言えば不思議ですが、発達過程という観点からは当然のことかもしれませんね。

一歳の赤ちゃんを考えてみてください。赤ちゃんはまだ言葉らしい言葉は獲得できていません。その他の認知機能もその後の発達過程を考えるとまだまだきわめて未熟です。ところが、感情領域では単に快・不快、喜怒哀楽という感情の分化にとどまらず、照れる、すねる、愛想笑いをする、怒ったふりをする……の微妙な感情表現がすでに可能ですね。むろん、痴呆を単に発達過程の逆行と考えるべきではありません。それでも、発達初期には認知領域と感情領域の発達にこのようなギャップがごく当たり前にみられることは、とても興味深いですよね。

他の動物と違って人間の赤ちゃんは生理的早産などと言われて、子育てを受けることでようやく生命を保持していける存在です。ですから、認知の発達に先立って、人と人のつながりから生まれ、人と人とのつながりを生みだす感情がまず発達してくるのではないでしょうか。

もっとも、認知の発達も人と人との関係を抜きに獲得されるわけではないのですが、そのことを話し出すときりがないので今日は止めておきましょう。

Q3 「補助自我」なんて、とうてい到達できないと思えるのですが。

司会者　司会者の特権で私から質問させてください。「デイハウス沙羅」の実践を高く評価していただいて舞い上がる思いです。ありがとうございました。でも、私たちの実践を知的補助具提供の一つとして紹介いただくのならまだしも、補助自我と言われると、この言葉には深い思いが込められているように思え、ポールさんを見ていても、とうてい私たちが到達できるような地点ではないと感じてしまうのですが、どうでしょう。

小澤　謙虚ですね。でも、おっしゃりたいことは分かります。

今回、言い方を変えると、痴呆ケアにおいても緻密な評価を行い、個別のプログラムを組んでマニュアルに沿った実践を行い、フィードバックしながら、一定期間の後に再評価してプログラムを組み直す、という他のケアでは常識化している作業と同じことを、痴呆に特化してやってみるべきではないか、という提案をしたのです。

そのためには、まず痴呆を生きる不自由を明らかにしよう。そうすると信頼関係も生まれ、彼らに生きる意欲も生まれてくるはずだ、と言いました。つまり、適切な知的補助具を提供しつづけることによって補助自我に至る道を模索しようという呼びかけをしたのです。

しかし、これは言葉の綾でまったく信頼関係のない方に知的補助具を届けるなんてできませんよね。たとえば、デイサービスに新しい方を迎えれば、最初の数週間はどうしたら場になじんでもらえるかで一所懸命になります。しかし、そのなかでも客観的にというか冷静な目で、彼らの抱える不自由を見抜き、プログラムを組む資料を収集するという作業も進めていかねばならないと申し上げたのです。

また、完全な補助自我という目標はあくまで目標に過ぎません。しかし、容易に到達できないにせよ、目標を明示しておくことはやはり大切だと思います。補助自我という概念には、個別の知的補助具提供の、単なる足し算を超えたものがありますからね。

ただ、このような実践には注意すべきことがあります。一つは常に生じるズレをどう調整していくかという課題と、今一つはプログラムあるいはマニュアル化からはみ出す実践をどう評価しつづけるか、という課題です。

まず、ズレの調整という課題です。

ポールさんに対してさえクリスティーンさんは、「もっと手助けしてほしいと思うこともあれば、ちょっとやり過ぎだと思うこともあります」とおっしゃいます。でも、このように言えるということは、その都度、双方の思いのズレが訂正されているのでしょう。

繰り返しますが、痴呆ケアにはマニュアル、プログラム、評価尺度がもっと緻密に、大胆に、導入されるべきだと思います。

ただ、どんなにうまく作成されたプログラムにもズレは必ず生じます。だからといってマニュアルやプログラムが不要になるわけではありません。ただ、ズレに気づいてその都度フィードバックをかけることは、このような実践の重要課題です。ズレに気づかないと悲惨な結果を生みます。

ここでいうズレとは、実践過程におけるプログラムやマニュアルと実際の進行との間のズレ、そして私たちと痴呆を病む人たち、そして家族らとの間に生じた気持ちのズレ、それらの両方を含みます。デイケアの場ではかなりうまくいっているのに、家に帰るとかえって介護が前より困難になってしまっている、ということさえありますからね。

次に、マニュアル化には「固有名詞をもった、丸ごとの＊＊さん」を見失う危険性があります。ですから、私の話は周辺症状のケアでお話ししたことなどと全体でワンセットです。そのことはむろん伊藤さんもよくご存じで、先ほど紹介したような実践を繰り広げられています。

さらに付け加えるなら、マニュアルは最低限のケアの質を確保するには必要だと私は考えているのですが、それに潤いを与え、場に柔らかく暖かい雰囲気を醸し出すのは、決してマニュアル化できない「何か」であることも確かです。そこには痴呆ケアに不可欠なものがあり、そちらの方がケアの本質かもしれない、と感じることもあります。それはやさしさに裏打ちされた、ある種のユーモアのセンスでしょうか。

痴呆を病む人のなかには先にお話したように当意即妙に、本人はそのつもりはないのかもしれませんが、周囲に笑いを振りまく人がいます。その笑いの多くは記憶錯誤や誤認によって生まれるのですが、それを変に訂正などせず、フォローして大爆笑にもっていくスタッフがいます。これはもう才能ですね。そういうことに長けた人はあまり勉強せず、時にドジをやらかすこともあるのですが、大切にしましょうよ。

ある太めのスタッフがみんなの見ている前でドタッという雰囲気でつまずいて倒れました。そのまま身動きしません。痴呆のAさんが横に座り込んで、「どうしよう、死んじゃった」と彼女の肩を揺すりました。私もちょっと心配になって駆け寄ろうとしたとき、そのスタッフは突然上半身を起こして「おはよう」とAさんの手を取ったのです。「わっ」とAさんは驚いて声をあげました。

でも「よかった！　死んだんじゃなかったんだ」と涙声になったのです。それを見て、そのスタッフは「ごめん、ごめん」とAさんに抱きついてボロボロ涙を流して泣き出してしまいました。泣きながら抱き合っている二人を見てみんな大爆笑です。なかにはもらい泣きしている人もいます。

「冗談が過ぎるぞ」と私は叱りましたが、目は笑っていたと思います。介護・被介護という固い関係がいっときでも解けて、直接的でやわらかな人と人との関係が現出したと感じたからです。

司会者　では、ここからは会場の質問をお受けします。

Q4　作業療法士はどのように痴呆の人とかかわっていけばいいのでしょうか。

大学で作業療法を教えている者ですが、学生にどんなに医学的な知識を詰め込んでも、それだけでは私たちの仕事にはならない、目の前の痴呆の人を丸ごと見なければならないと、手を替え、品を替え言ってみるのですが、物語を読むということがヘタで、ひょっとすると私がヘタなのかもしれませんが、作業療法士という職種は、二十四時間痴呆の人と向き合っていないからでしょうか、どうもうまくいかないのです。どうすればよいとお考えですか。

小澤　私も今は教官ですから、同じ苦労をしています。現場を共有していない、老いることのしんどさを実感できない、ましてや痴呆を病む人とのつきあいの経験がない若者たちに私の思いを伝えることは難しいですね。でも、私の本を読んで感動したと研究室に来てくれる学生も少なからずいます。ただ、全体としてみると、やはり評価していただいた方の多くはケア現場におられる方やご家族でした。

いっしょに仕事をしてきた作業療法士（ＯＴ）や理学療法士（ＰＴ）には、むろんＯＴ、ＰＴとしての専門性は発揮してもらいました。しかし、たとえばＰＴが理学療法室に閉じこもり、そこに看護師さんが痴呆の人を連れて行き、ある一定時間、理学療法や作業療法をやってもらい、時間がきたら「はい、終わりました」と電話で連絡して連れ帰るというようなことはさせませんでした。第一、理学療法を行う場所はパブリックスペースの一角にオープンスペースとして設けていましたから。

「桃源の郷」のＰＴは病院勤務の経験もあり、ＰＴとしても優れた技術をもった人でした。彼女は理学療法の専門家として直接行うべき理学療法はむろん個別にやっていました。でも、病院での理学療法がだめなのは、リハビリの時間は一所懸命にリハビリをするのだけれど、その他の時間の大半はベッドで寝ている。それでは高齢者のリハビリは進まない、という信念をもっていました。そこを見ようともしない人たちが多いと嘆いてもいました。彼女が私たちの老健に来てくれたのは、そのような背景があったからかもしれませんね。

ですから、彼女はむしろ介護の現場に立って、毎日のケアのなかで理学療法的な考え方で行うべきケアは何か、とケアスタッフといっしょに考えていました。脳卒中後のケアを例にとると、たとえば立ち上がりの時に、今はどの程度の自荷重をかけても大丈夫なのかを朝の申し送りで話します。二分の一の荷重というなら、実際にスタッフに体重計に片脚をかけて乗って見せてました。二分の一だと脇に手を入れてかなり反対方向に傾かせないとだめなんですね。自分の体重がばれてしまうからと尻込みするスタッフも多く、私が実験台によく駆り出されていました。何事につけてこんなふうでしたから、ケアスタッフの彼女への信頼は抜群でした。

ＯＴについても同じような考え方で動いてもらっていました。もちろん、ＯＴも朝の申し送りには出ていましたから、またケアカンファレンスへの出席も義務でしたから、一人ひとりの生活史、暮らしの状況、人柄……を熟知しています。ある人のケアが今どのように進められているのかを知っていて、そこにOTとしてどうかかわっていくのかを考え、それをスタッフにも伝えようとしていました。

こういう毎日を過ごせば、一人ひとりの物語を読むことは少しずつうまくなっていくのではないでしょうか。

Q5　家族が痴呆老人との暮らしで楽しいと感じられたらありがたいのですが。

痴呆老人を家族にもつ者です。ポールさんがクリスティーンさんといっしょに暮らしていて楽しいとおっしゃったのがとても印象的で、私たちもふだんのケアのなかで、このように感じることができたら、それが一番ありがたいなあ、と思いました。

小澤　おっしゃるとおりだと思います。ただ、私たちとしてはご家族にそう感じていただけるような援助をしなければ、ね。私がご家族に言いつづけてきたことは、自分だけで背負おうとしないで、私たちにもお手伝いさせてくださいよ、ということでした。

テレビや本などで、ご家族によるすばらしい在宅介護が紹介されることがあります。それは確かに感動的です。でも、すばらしいご家族によるすばらしい在宅介護をあんまり美談にしないでください。ごく当たり前の家族がごくごく当たり前に介護していて、ああ、今日も疲れたけど面白いこともあった、手助けしてくれた人の気持ちがうれしかったなあ、と言っていただけるようにしましょう。

でも、家族会の人って、看取り終えても、つづけて会のお世話をしてくださっている方がおられますよね。どうしてですかってお訊ねしても、「さあ、どうしてでしょうね。看取りを終えてみると『ああした方がよかった、こうした方がよかった』って後悔ばかりがあって、後につづく人の苦労を少しでも和らげてあげたいという思いからでしょうかね」とおっしゃいます。

また、介護真っ最中の家族の方の集まりに出席させていただくと、確かに、「蹴飛ばしてやりたいって何度思ったことか」「私なんか、殺してやりたいと思いつづけていましたよ」とか、「家中、誰も手伝ってくれない。もう主人と別れてしまいたい」などと涙混じりに話される方が多いのですが、でも会が終わって雑談になると、どこか明るいのです。慰安旅行にごいっしょした時などは、ずっと笑い声が絶えませんでした。どうしてそんなに明るいのですか、とお訊ねすると、「何言うてるの。毎日泣きの涙、恨み辛みで生きているのですよ」と叱られるのですが、どこか不思議に清澄な笑顔がそこにはあるのです。

本当に痴呆の人の介護がいやでいやでたまらず、思い出すのもいやということであれば、看取り終えたあと、会のお手伝いなんかされませんよ。介護をつづけていくうちに、どこかで光明を見たというような実感をおもちになるのではないでしょうか。それは痴呆を病む人とのかかわりのなかにかもしれないしでか、手助けしてくれたどなたかとのつながりのなかでかもしれないのですが、今の世の中ではもう失われてしまったような直接的で深く豊かな「何か」（としか、私には表現できません）を感じとられるようです。

　この前も家族会などでご活躍になっている千葉の永島光枝さんとたまたまお話する機会があったのですが、永島さんも、「とても大変だった看取りを終えたあと、振り返ってみると、そこには介護にあたる前には見たことのない世界が広がっていました。案外私にもやさしいところがあったんだ、捨てたもんじゃないわって思えるようになりました。今は孫の世話が上手になってね」などとおっしゃっていました。ケアは痴呆を病む人にだけではなく、介護にあたるご家族にも届くようでなくてはいけないと思うのです。私たちの施設にも、看取り終えたご家族がたくさんボランティアで来ていただいていました。

　うちのスタッフの何人かも、自分の受け持ちだった人がご自宅近くの老人ホームに移られると、自分の休日によく面会に行っていました。朝、出勤してきた私に、「＊＊さんが、昨日、亡くなりました。たまたまご臨終に立ち会わせていただいたんです。ご家族に形見だからって、いつも彼女が使っておられた手鏡をいただいたのですが、もらってもいいでしょうか」と目を泣きはらして私の許可を求める、などということもありました。

Q6 痴呆の人が増えてきた理由は？

痴呆の人が増えてきたといわれますが、本当なのですか。本当だとすれば、なぜなのですか。

小澤 その原因ははっきりしています。人口が高齢化したことにほぼ尽きます。とくに七五歳以上の後期高齢者が増えてきたことが最大の要因でしょう。痴呆の出現率は六〇歳代ではまだ一％程度ですが、八〇歳を超えると四～五人に一人が痴呆に陥ると言われていますから。

「年のせい」で終わるのではなく、痴呆という診断がはっきりつけられるようになったこと、痴呆の人がいることを家族が恥じて隠し通し、外からは見えないようにしていた時代から痴呆が病であるということが浸透してきて、在宅介護といっても社会資源を利用する時代になったこともいくらか影響しています。でも、やはり人口構造の変化が大きいでしょう。

Q7 昔から若年性アルツハイマー病はあったのでしょうか？

若くして発病する若年性アルツハイマー病が問題になってきて、家族会でも調査に乗り出されているようですが、昔からあったのですか。

小澤　おられました。アルツハイマー病という名称はオーストリアの精神科医アルツハイマーが、一九〇六年に発表した事例に因んでつけられたものです。その事例は、五一歳の時に夫に対する嫉妬妄想で発症し、記憶障害、見当識障害などの症状が進行性に深まり、四年半で死亡した女性のものです。

その頃、高齢発症の、今で言うアルツハイマー型痴呆は、むしろ正常の加齢がなんらかの原因で早まったものと考えられて、図式的にいうと、「アルツハイマー病／アルツハイマー型痴呆・正常老化」というような認識だったようです。今は、やはり図式的に言えば「アルツハイマー病・アルツハイマー型痴呆／正常老化」と考えられ、アルツハイマー病とアルツハイマー型痴呆とはあまり峻別されない傾向にあります。そして、それらと正常老化との間には大きなギャップがあって、アルツハイマー型痴呆はアルツハイマー病と同じく病気であるという見方が定説です。

Q8　痴呆の予防は可能ですか？

最近、痴呆の予防をテーマにした本が数多く出版されていますが、痴呆は予防できますか。

小澤　予防？　正直に言います。私、予防の話はきらいなんです（笑）。

たしかに、「痴呆は予防できる」「痴呆は生活習慣病」「ぼけてたまるか」というような本が大手を振って出版されています。もし、それが本当なら、今、痴呆を病んでいる人たちは予防を怠り、間違った生活習慣をもっていた人たちなのでしょうか。また、予防という言葉の裏に痴呆を絶望的な病とし、蔑視する感覚を見てしまうのは、私だけでしょうか。

でも、まあ、これだけで終えるのでは、身も蓋もないので、一応のお話をしておきましょう。

最初にお話したように痴呆は症状群でその基礎にはさまざまな疾患が隠されています。ですから、「痴呆は予防できるか」という質問は、たとえば発熱は予防できるかという質問のように、そもそも答えることができない質問なのです。つまり、原因疾患によって予防できるものもできないものもある、としか答えようがないのです。

ここでは痴呆の代表的疾患であるアルツハイマー型痴呆と脳血管性痴呆を例にとってお話しましょう。アルツハイマー型痴呆は脳の神経細胞が脱落し、脳が萎縮して痴呆になる脳の病気、医学的には変性疾患と言いますが、原因は今もって分かっていません。ですから、原理的に予防は困難です。

ところが、脳血管性痴呆は脳の血管が詰まったり（脳梗塞ですね）、あるいは出血して、その結果、その血管で酸素や栄養を受けていた脳が損傷を受け、痴呆に陥るのです。ですから、元々は脳の病気ではなく血管の病気です。では、どのような要因で梗塞や出血が起きやすくなるのかというと、まず高血圧、そして糖尿病、高脂血症、心臓病などです。ですから、それらの疾患のコントロールがうまくいきさえすれば、脳血管性痴呆はかなり予防できます。

かつてわが国では脳血管性痴呆が圧倒的に多く、アルツハイマー型痴呆は少ない、これは欧米とはまったく逆であると言われていました。しかし、先にお話したような病気の予防策がかなり進んで、このところ脳血管性痴呆の数はかなり減りました。今ではアルツハイマー型痴呆と脳血管性痴呆の割合は半々です。女性の場合は、アルツハイマー型痴呆の方がやや多いとさえ言われています。

ところで、ここまでお話してきたことは「一次予防」と呼ばれている、痴呆の発病自体を予防できるかどうかという話です。

それに対して「二次予防」は、痴呆の発病は予防できなくても、急激な痴呆の進行を予防するというような意味です。これならかなりできる、と私は考えてきました。そのことを今日はお話したつもりです。逆に言えば、痴呆の人にできないことを強要し、できないからと言って叱責し、ついにはあきれ果てて放置し、孤独に陥れる、こうなれば、間違いなしに痴呆は自然な進行を超えて急速に深まるに違いありません。私たちがなすべきことは、この逆です。

三次予防というのは、痴呆は発症してしまったあとのことです。痴呆の進行を緩やかにする努力もしたが、今は深い痴呆状態にある。でも、痴呆がどんなに深まっても、その時どきに痴呆の人が生き生きと暮らすことはできるはずですよね。これが私たちのなすべき三次予防です。痴呆の深化に従って、どんどん生活が貧困になり、表情も消え、悲惨な最期に至る。「ようやくこれで楽になれたね」と家族がほっとする。そのような成り行きもあれば、最後まで笑顔を絶やすことなく周囲の人たちのアイドルのような暮らしをされる方もおられます。
この両者を分けるのは、病気の違いではなく、ケアの違いです。

Q9 アルツハイマー型痴呆と脳血管性痴呆のケアの違いは？

お話のなかでも、ちょっと出てきましたが、アルツハイマー型痴呆と脳血管性痴呆とではケアに違いがあるのでしょうか。

小澤　いい質問ですが、これにきっちりお答えしようとすると、かなり時間がかかります。その違いを表にしたものが、別のパワーポイントに入っているはずですが、えーっと、そうそうこれです（**表2**）。

これは室伏先生のまとめで、味があって、とても役に立つのですが、ちょっと独特の言い回しがありますから、是非原典にあたってみてください（たとえば、室伏君士『痴呆老人への対応と介護』金剛出版、一九九八年）。

でも、痴呆ケアの現場で決まり文句になった感じがある「説得より納得」（論理的な考えを押しつけるのではなく、気持ちで通じ合える働きかけを、という教えですね）という言葉は、室伏先生がアルツハイマー型痴呆についてのみおっしゃっているということくらいは知っておいてください。

表２　アルツハイマー型痴呆と脳血管性痴呆のケアの違い（室伏、一部小澤改変）

アルツハイマー型痴呆	脳血管性痴呆
馴染みの仲間を通して（仲間的、ふさわしい情況の設定の中で、自己存在の不安・喪失の解消）	知己の１対１の関係を通して（個別的、特定のよい人間関係の中で、情況不安・反応の解消）
気軽に受けとめて指導を（困らせないように、暖かく保護するよう、なじみになる）	気をつかって対応して、誘導を（こじらせないよう、暖かくもてなすよう、頼りになる）
接触・行動をともにする中で自己意識化を（仲間の中で、そのペースにのせ、自分でやらせて、楽しい中で指導）	情意・言動の調整化を図る（個別的に、静かに、自我が拡散しないように、落ち着いたなかで誘導）
非論理的思考（矛盾の不在）と感性的判断なので（理屈による説得ではなく、心・気持ちで分かる、納得を図る―なじみ感の利用）	自己本位で抑制の障害のある短絡的判断なので（対抗的でなく、情況転換の中で、説明的に了解を図る―信頼感の利用）
簡単にパターン化して、繰り返し教える（日に新たに、身近にして、覚えるように―老人のペースに合わせて）	理解・表現の弱点を補い、ゆっくり教える（機に応じ、感情を安定させ、わかるように―老人のペースをつくって）
放置しないこと（茫乎・自失傾向が強い。不安を安心に、不定の位置を安住へ）	寝込ませない（心身の廃用性低下が強い） （不満を満足に、不安定情況を安定へ）
共同性に偏した生き方。「私たち」の世界→仲間と一緒に、もりあげる雰囲気、ドラマ的に、説得より納得	個別性に偏した生き方。「私が」の世界→個別的に、静かに落ち着いて、現実的・論理的に

精神科医ですが、特別養護老人ホームを中心に「総合ケアセンター泰生の里」を大分で主宰なさっていた雨宮克彦先生はコンピューターになぞらえて、アルツハイマー型痴呆は記憶素子が壊れた状態なのに対して、脳血管性痴呆は基盤の電気配線がところどころで切断されている状態である、と言われます。

その上で、先生は次のようにおっしゃっています。

「脳血管性痴呆は静かな環境で、個室あるいは気の合った者同士の二人部屋を用意し、その人のペースでゆっくりと、一定の距離をとりながら、個別にケアしていくことが大切である。彼らは現実の理屈の世界に住んでおり、痴呆の人だけの世界に入れると、痴呆が深まる危険性がある。

一方、アルツハイマー型痴呆は集団のペースに乗せて、大勢で、にぎやかに、がやがやと生活していくのがよく、集団処遇が向いている。ケアに際しても肩を組んだり、手をつなぐなどの身体接触を密にした方がよい。彼らは理屈、損得、矛盾のない虚構の世界を生きており、これを現実の理屈世界に引き戻そうとするとかえって不安定になるから、スタッフは俳優のように、この虚構の世界のなかに入り込んでケアした方が、彼らは生き生きと穏やかな暮らしができる。だから、痴呆の人だけを集めた分類処遇が望ましい」

さすがに、長年、痴呆の人をみてこられた方の貴重なご意見だと思います。先生は先日ご病気で急逝されました。本当に惜しい人を喪いました。

先の室伏先生の表の最後の一段だけは、実は私が加えたものです。人は誰とも代替のきかない「私」を生きています。哲学者は独我論などとけなすかもしれませんが、この実感は私たち大半のものでしょう。しかし、一方で私は「私たち」を生きてもいます。人は一人で生きることはできない、と言い替えていいのかもしれませんが、もっと根元的に言えば、情動の世界でお話したように、私は私たちの世界に溶け込んでゆく存在でもあります。前者のような生き方を個別性と呼び、後者のような生き方を共同性と名づけましょう。私たちはこの個別性と共同性をうまく統合して生きている、と考えられます。ところが、アルツハイマー型痴呆は共同性に偏した生き方をしておられ、脳血管性痴呆は個別性に偏した生き方をしておられるような気がします。

　室伏先生がいみじくも「馴染みの仲間」と名づけられた現象があります。デイルームの一角で数人の女性が談笑しています。何の屈託もなさそうな笑顔でうなずき合い、肩を叩き合うなどして仲むつまじいのです。一人が指さす方を皆が見て、話はさらに盛り上がっているようです。そっと後ろに立って何を話しているのかと聞き耳を立ててみます。

「今日はいい天気じゃのう」

「そうじゃそうじゃ、うちの息子はいい息子よ。家を新築してくれよってな」

「ほんに、今日のご飯はうまかったなあ」

「そういうことよのう」

　誰か一人がなぜか声を出して笑いだします。「あんたは笑い過ぎじゃ」と言いながらみんなが笑っています。話の多くはすれ違い、時には偶然のように交叉しながら、倦むことなくつづきます。皆さんが現場でよく出会われる風景でしょう。一度出会うと、あの何ともいえないふんわりした暖かい雰囲気は決して忘れませんよね。その多くは痴呆がやや進行したアルツハイマー型痴呆の女性でしょう。

共同性に偏した生き方といったのは、このような生き方です。その裏には「私忘れ」とでも言いましょうか、明確に自己主張するということがあまりなくなっている、ということもありますね。その基盤には先ほどお話した知的な「私」の壊れがあります。

それに対して、プライドが強く、ややかたくなに自己主張を通そうとなさるのは、脳血管性痴呆の方に多いようです。個別性に偏したといったのは、このような方は孤高を生きるというか、少なくとも「馴染みの仲間」にはなかなか入れてもらえないのです。

井戸端会議（もう死語かな）の女性をイメージさせるアルツハイマー型痴呆、かつて「社長」「先生」などとよばれていた、プライドの高い男性をイメージしやすい脳血管性痴呆というところでしょうかね。

Q10 痴呆ケアと投薬について教えてください。

痴呆ケアに薬はあまり使ってもらいたくないのですが、どうお考えですか。

小澤　それはなぜですか？

（質問者から「昼間から眠っているようになる」「ふらつきが強くなって、骨折の危険性がある」「痴呆の人が抱える問題が薬で解決するとは思えない」などの意見が述べられる）

なるほど。ここまでの話からお分かりいただけるかと思いますが、私は薬依存派ではありません。しかし、薬拒否派でもありません。痴呆を病む人の心が和み、暮らしがスムーズに送れるようになるのなら使う派で、そのための工夫は怠らないできたつもりです。ただ、何でも十把一絡げで話す愚を避けるために、痴呆の人に使われている薬を分類しておきましょう。

⑴合併症に使われる薬
⑵痴呆に使われる薬
　①中核症状に使われる薬
　②周辺症状に使われる薬

今日は⑴の話は省略しましょうね。

わが国では、⑵①でもっともよく使用されているのがドネペジル（商品名・アリセプト）で、アルツハイマー型痴呆の進行を数か月遅らせることができるといわれています。もっとも医学は統計学ですから、まったく効かない人もいれば年余にわたってよい効果を持続する人もいます。

ちなみにクリスティーンさんはこの薬をのんでおられ、「これがないと脳が霧に包まれたようになり、生活してゆけなくなる」とおっしゃっています。

私はアルツハイマー型痴呆の比較的軽度の人、インフォームド・コンセントが得られる程度の人を中心に使用してきました。確かによい効果が得られる場合もありますが、イライラしたり、行動にまとまりがなくなる人もいて、副作用に注意して使用すべき薬です。

質問者が問題にされたのは、(2)②でしょうね。確かに薬に依存するのは間違いです。たとえば、眠れないからといって、すぐに眠剤に頼るのはケアの敗北です。一般にせん妄などの夜間の「問題行動」は、その原因が昼間にあることが多いのです。呆然と日中を過ごし、夜になると半覚醒状態でまとまらない行動が増えるという人がどんなに多いことでしょう。脳波をとってみると、彼らは昼間でも半分眠っておられるのです。このような人が日中、生き生きと暮らすようになると夜間の「問題行動」は消えます。要するに、覚醒・睡眠のリズムをしっかりとるということです。夜間の「問題行動」を夜間に対応しようとするのはすでに手遅れです。

私は入所者に限れば眠剤を定期投薬したことは一度もありませんでした。痴呆を病む人は薬物の排泄能力が落ちていて、最初はうまくいっても数日後には眠剤が身体に蓄積して日中もウトウトするようになります。覚醒・睡眠のリズムを整えることを目的としていたはずの眠剤投与が逆効果になってしまうのです。

安定剤の投与は必要に応じてしてきました。たとえば、先ほどもお話した一日の覚醒度にゆれがあって、それを基盤にして情動のコントロールが難しくなる人や夕方症候群といって日暮れ時になると落ち着かず、行動もまとまりを欠く人などに対しては、ハロペリドール

（〇・七五ミリグラム）錠の二分の一を投与すると劇的な効果が得られる場合があります。この程度の量ならまず副作用もみられないのです。あるいは、痴呆の人の精神病理はうつ病のそれに似ていますから、抗うつ剤をごく少量用いて精神症状が消失する場合もあります。

いずれの場合も、痴呆のケアを知らない精神科医からは、そんな少量で効くはずがないと言われるほどの量を用いて効果をあげてきました。質問者の薬嫌いは投与した医者に問題がありそうです。おそらく薬の量が多すぎたのです。また、一般にハロペリドールなどより軽い薬と考えられがちなマイナートランキライザー（神経症圏に用いる薬剤）は脱力を招くことが多いので、私はあまり使用しません。

いずれにしても薬物は痴呆を病む人のために用いるべきで、それを逸脱して薬物投与を行うのは明らかに間違いです。その考えを明確にした上で、結果的に薬物はケアをスムーズに進めるために用いられるとも言えますから、ケアスタッフには薬物使用の目的、副作用、使用期間などが明示され、ケア計画に組み込まれるべきでしょう。私たちは朝の申し送りでそれをしてきました。ケアスタッフも、「あの薬が出てから、かえってケアが難しくなった」などと注文をつけてくれていました。

Q11　痴呆の人には、どのような住まいを考えたらよいのでしょう。

最近、痴呆の人の住まいやケア空間について、さまざまな議論があると聞きます。どのような住まいがいいのか教えてください。

小澤　いい質問をありがとう。ただ、痴呆の人が住みやすい建物がどうあるべきかについては議論が始まったところで、痴呆ケアに携わってきた者ばかりではなく、建築学の先生たちも含めてさまざまな検討がなされるようになりました。特別養護老人ホームの個室化、グループホームの広がりも、この議論を後押ししています。

でも、今日お話できるほどにはまだ私の考えはまとまっていません。そこで、講演の冒頭で柳君の主宰する「れんげの里」の実践を紹介すると言いながら、結局時間に追われて話せなかったので、ここで話させてください。この数年、本当に感動したことの一つですから。痴呆を抱える人の住まいを考える際にも、とても参考になるはずです。

柳君は以前、京都の知的障害者施設に勤務しておられて、私はその頃知り合ったのですが、なんやかやあって「施設で何ができる！」と言い放ち、施設勤務を辞め、故郷の尾鷲に戻って知的障害児・者の通所施設を開設されました。私も一度伺ったことがあります。

彼はその通所施設を拠点にして、地域で知的障害者の暮らしをつくっていく活動を展開していました。そこにたまたま何人かの自閉症者が通所されるようになりました。どこの施設でも受け入れてもらえず、やむを得ず精神病院に入院させざるを得なくなって、そこで薬漬けになって動けなくなってしまったために見るにみかねて退院させてきた人などの、ケアが難しい人たちだったようです。それがまずまずうまくいきました。彼の腕でしょうね。

そんな活動を聞きつけて、同じような問題を抱えた自閉症者をもつ数家族が柳君の元を訪ねて、「自閉症の施設をつくりたいのでいっしょにやってくれ。あなたに金の心配はかけないから」と直談判に及んだのです。この方たちもまた行動化が激しく、どこにも適応できないばかりか、既存の施設ではなかなか受けとめてもらえない自閉症者を家族にもつ人たちでした。

しかし、柳君はこの申し出を受けるかどうか、ずいぶん躊躇したようです。「自分は施設の限界を見てしまって、地域で生きることを援助する通所施設をやってるんや、今さら入所施設と言われてもそれはできません」というわけです。それでも親御さんは引き下がりません。「そう言われても、この通所施設に通える場所に自分たちは住んでない。このまま薬漬けの息子を黙って見ていろというのか。何とかしてほしい」と彼に激しく詰め寄ったといいます。

さすがに彼も腹をくくらざるを得なくなったようです。その後、同志を得、親たちとの共同作業がつづきます。その動きに三〇数家族が集まってきて、自分たちの財産をはたき、必死で金策に走り回り、実に二億円近い（！）お金を集め、施設建設予定の周辺住民の理解を求める困難な運動がつづきます。

こうして、彼らは地域に帰る拠点と位置づけて自閉症施設の建設に着手します。

その時、彼の考えたことは二つです。一つは、何とか自分が住んでも住める施設にする。今一つは、これまでの自閉症ケアは人とつきあうのが上手ではない彼らに常時、人との接触を強いるようなものだった。彼らに自閉できる場を保障しよう。こう聞くと、実に単純でしょ。

でも、その裏には深い哲学があるのですよ。彼は時折、「先生はメルロ・ポンティをどう思いますか」なんて訊くんですから。そんな難しいこと訊かれてもわからへん、僕らには（笑）。

そして、一〇人の小舎性、全個室の建物を四棟立てようと決めました。小舎性はグループホームをイメージしていただければいいでしょう。児童施設、養護施設は小舎性でなければならない、という議論はかなり前からあって、実践も積み重ねられていたのですが、行動化の激しい自閉症者をこのような施設でみるなんて、私は聞いたことがありません。

そこで、柳君は建築学の先生で、バリアフリーの研究をされていた中祐一郎三重大学名誉教授に設計を依頼します。中先生は今日もおいでいただいており、その後、彼らの要請を受けて「れんげの里」の理事長をお引き受けいただいているようです。しかし、できあがった建物を見て、さすがの柳君も驚いた。木造のロッジ風。一年も経たないうちに、建物は壊されて跡形もなくなるんじゃあないかって。いえ、決してオーバーではありません。一部の自閉症者の激しいパニックは大変です。コンクリートの厚い壁を破壊してしまうことさえありますから。でもまあ、なるようになるだろうと、あっけらかんというか、開き直って覚悟を決めたそうです。

二〇〇一年四月にオープン。どこからでも出ようとすれば出られる建物の構造なので、彼は門のところで寝袋にくるまっての「管理当直」を覚悟したと言います。ところが、一週間経っても二週間経っても、何も起こらない。彼にとってさえ予想外の静けさだった、と言います。

ある日、機会があって私は「れんげの里」を訪れました。門から少し歩いて四つの建物に囲まれた中庭に足を踏み入れたとたん、暖かい風に包まれたような、不思議な感覚に陥りました。その時はまだ、ここまでお話したようなことさえ知らなかったのですが。

ある棟では入所者がピザを焼いていました。私も若い頃、自閉症児と接していましたからよく分かるのですが、確かに彼らは典型的な自閉症者で、それもパニックなどの行動障害が起きやすそうな人たちでした。訊くと、そのような人たちが多い棟だそうです。そのうち、ある人がパニックを起こしそうになっていました。彼は包丁をもって下ごしらえをしていました。どうするのかなあと見ていると、スタッフの一人が彼の肩をとんとんと叩いて自室に戻っていきました。三十分くらい経ったでしょうか、何事もなかったように彼は戻ってきてピザづくりをつづけていました。

部屋の主に許可を得て、個室のいくつかを見せてもらいました。すると、一つひとつの部屋の雰囲気がまったく違っているのです。ある部屋には仏壇が置いてあり、日本風。ある部屋には蔦が張りめぐらされていて、ちょっと異様。別の部屋は写真がいっぱい貼ってある。単に一人部屋というのではなく、それぞれの暮らしの場というか、自分を表現し、自閉できる最適な住まいになっているのだろうと思いました。それぞれの親御さんが彼らと共同してつくられた部屋だとのことでした。

庭に戻ってみると、すばらしいベンチがいくつか置いてありました。「いいなあ、これ」と言うと、ある親御さんが、「うちはもうスッカラカンで、息子がこんなに穏やかに生活できるようになって何かお礼をしたいのだけど、何もできない。うちにあった残り木でつくってきた」と置いていかれたとのことです。その方は大工さんだそうですが。

手づくりの花壇があって、園芸種というのではなく、野の花が植えてありました。これも親御さんがつくってくれたと言います。彼らは週末に自宅に戻るのが通例なので、そのたびに野の花を摘んで、植え替えてくれていると聞きました。とても暖かい気持ちになって帰路に就くことができました。

住まいは、まず建物、設計でしょうね。建物次第でこんなにおだやかな暮らしが展開できるということを知って驚きました。ただ、それだけではだめで、その建物を使う側の、それこそ思想、哲学が問われます。言うまでもなく、それらを具体的な実践に移す人がいなければなりません。そして、それを支える人たちがいます。それらがうまく組み合わされると、こんなに手のぬくもりのある暮らしが生まれることに本当に感動したのです。

ご質問に真正面からは答えられませんでしたが、これでよしとしてください。

(「れんげの里」については本書第二部二七九頁参照)

Q12 痴呆の告知は?

クリスティーンさんはアルツハイマー病という告知を受けられたようですが、先生は痴呆の告知についてどうお考えでしょうか。

小澤　私はすべての人に病名を告知してきたとは言えません。ほんの一、二割の方に限られていたと思います。一般的には、「あなたのもの忘れは年のせいとだけは言えないでしょう。やはり病気と考えて専門的なケアを受けられた方がよいと思います」と伝え、提供できるケア・プログラムをお示しするという程度でした。

私はこの三年、臨床現場から離れているのですが、今ならもう少し告知する人は増えるのではないか、と思ったりします。これからはがんの告知が当たり前になってきたように、痴呆の告知も進むでしょう。痴呆を絶望的な病と考えずに、痴呆という病、障害を対象化して、痴呆を病む人と共同で行う作業が少しずつはっきりしてきましたからね。

でも、まだご家族に告知についてお訊ねすると、「病名は絶対伝えないでください」と言われる方が圧倒的に多いのです。告知に積極的なご家族は、車の運転が危なっかしいのでキーを取り上げたいのだけれど、そのためには病名をはっきり伝えてくださいと言われるような場合です。あるいは財産処理を早急に進めなければならない、職場での不適応がはっきりしてきて退職を考えてもらいたいから、といった事情の方もあります。

ただ、このようことを欧米の専門家にお話すると不思議そうな顔をされます。「病名は本人に属する情報だろう？　本人には伝えるけれど、本人の要請で家族や周囲には伝えないでくれ、と言われて家族への告知は行わないというなら分かるけど、その逆はおかしいのではないか」というわけです。

正しい指摘でしょうね。ただ、欧米では（オーストラリアも考え方は同じでしょうが）、病や障害に個人個人が立ち向かい、自立を維持し、回復するために努力しなければならないという考え方はほとんど疑いようもないこととして血肉化しているように思います。ですから、自分が求めることを明確に伝え、嫌なことは嫌！　と拒否する権利というようなことは、改めて言うまでもないこととして多くの人の心に染みついているような気がします。逆に言うと、きっちり自分を主張しない人に対しては、それは本人にも問題がある、という非難が知らず知らずのうちに浴びせかけられるようです。

ところが、日本では家族に身を任せ、自分の選択というより家族の意向に気配りして暮らす、そのためには言いたいこともちょっと遠慮して控えるというような生き方が、むしろ今の高齢者の多数派ではないでしょうか。家族の暖かい手に支えられて余生を送る。そんな老いが理想とされていると言ってもいいでしょう。「かわいい！」というのが最高のほめ言葉で、自己主張が強い高齢者はちょっと敬遠される向きもあります。

専門家が「かわいい」「かわいくない」というような言葉遣いをするのはいかがなものかと思いますが、欧米のようにどのような事態に陥っても自立に向かって努力しつづけることを強いられるのはちょっとしんどいなという気持ちが私にもあって、これはどちらがいいかという議論ではないでしょう。でも、一人暮らし、老夫婦だけの生活が増え、高齢者介護についての考え方も大きく変わってきて、介護保険にみられるように介護の社会化がすすんでいますから、これからはさあどうでしょうね。

もう一つ、最近は「インフォームド・コンセント」という法理が常識になってきました。

正しい考え方だと思います。ケア現場でももっとこの流れを尊重すべきでしょう。何も説明せず、ケアを強制するなんてことはインフォームド・コンセントに反することですよ。インフォームド・コンセントって何も医療現場に限った考え方ではありませんからね。

ただ、私なんかはインフォームド・コンセントという言葉を聞くたびに、患者には「聞きたくない情報は聞かないですませる権利」というのも絶対にあると思います。だから、クリスティーンさんのように確定診断がついたらすぐに、「五年で完全に痴呆になり、それから三年で全介護状態に陥り、死ぬ」という経過、予後予測まで伝えるというのは、さあどうでしょうか？

クリスティーンさんは今でも元気で暮らしておられるのですから、この予後予測がはずれたことにずいぶんご不満なようでしたが、私でも四〇歳代のアルツハイマー病で、萎縮が激しいＭＲＩ像を目にすれば同じような予測をするでしょうね。強く求められて経過、予後を伝えねばならないとすれば、「一般的には数年でかなり身辺処理が難しくなると言われていますが、個人差が大きく、これ以上の詳細は経過をみながら、ということにさせてください」というような言い方をするでしょうが……。

また、クリスティーンさんはすぐに退職するよう主治医から勧告されたようですが、これは医療者が言うべき範囲を超えているようにも思います。

司会者　もっといろいろとお話を聴きたいのですが、そろそろ時間です。最後に小澤さんから一言、お願いします。

小澤　今日は熱心に聴いていただいてありがとうございました。最近体調が悪く、ここに来ることさえできるかどうかと心配していたのですが、皆さんの熱気に押されて最後までお話でき、本当にうれしく思っております。

『痴呆を生きるということ』を読んでいただいた方はすでにご存じだろうと思いますが、私は二年ほど前に肺がんと診断され、その時点ですでに転移していて余命一年と告知されました。それでも二年近く経って、まだ生きて皆さんとお会いできたのですから、ありがたいことです。

でも、この二年でできないことはずいぶん増えました。抗がん剤の副作用で髪が抜け、ようやく生えてきたと思ったら、脳転移が見つかり、全脳照射を受けてまた抜けてしまいました。認知能力も落ちています。手足がしびれていてキーボードを叩いてもミスが増えました。また、とても疲れやすくなり、かつては山登りをしていたのですが、今はちょっと歩くだけで息が上がります。この二年間で二〇年ぐらい年をとった、という感じです。

しかし一方で、この二年間、私にはなぜかたくさんのすばらしい出会いがありました。また、さまざまな方々から、思い出すだけで涙がこぼれてしまうような暖かい気持ちをいただきました。最初の化学療法を受けるために二週間の休みをとることになり、学生たちに病のことを告げて、授業を終えました。すると、最前列の車椅子の学生が何も言わずに自分のお守りを外して、私に手渡してくれました。その日の出席表の裏には、多くの学生が「先生、がんばって」などと書いてくれました。いつもおしゃべりばかりするので叱っていた学生ほど励ましの言葉を書いてくれているように思えました。そして、二週間の入院を終えて授業に復帰すると、学生が口々に「先生、お帰り」「大丈夫なの？」などと声をかけてくれました。

当時、大学に勤務するようになったばかりの、教官一年生だった私はなぜか教務部長という大役を仰せつかっていました。まったくおんぶにだっこ状態だった事務の教務課長が酔っぱらって私の自宅に電話してくれ、私が「迷惑をかけてすまんなあ」と言うと、泣きながら「先生、もっと自分のことを考えろ！」と叱ってくれました。そして、彼は次の日、自分で折ったと、少し照れながら、千羽鶴を研究室に届けてくれました。

こんなことが数限りなくあって、日々、私を包み込んでくれます。ある意味で、今が生涯一番穏やかに暮らせていて、幸せと感じる時さえあります。むろん、がんになってよかったなんて思ったことは一度もありませんが、がんになったおかげで、そして余命が限られたおかげで、私はこの二年間で二〇年分の生を生きたと感じているのもまた、紛れもない事実です。

同じように、痴呆を生きる人たちに痴呆になってよかったなんて口が裂けても言いませんが、それでも彼らが痴呆という病を抱えたおかげで新しい世界が開け、今までにないほど安らかな気持ちで過ごせるようになったと感じていただける道はあるはずだと思うのです。そして、彼らが命の限りを迎えた時、もう言葉では伝えられなくなっておられるでしょうが、人の温かさをこんなに感じて最後を迎えられて幸せだ、と感じていただけるようなケアを届けることはできるはずです。そのために、私たちはもっともっと工夫し、心を込めて彼らにケアを届けましょう。私もできる限りのお手伝いをさせていただくつもりでおります。

今日は、皆さんの暖かい視線に包まれ、たくさんの的確なご質問をいただいて、ご参加いただいた方々とすばらしい共同作業ができたと感じています。本当にありがとうございました。

第二部　小澤痴呆ケア論の源流を訪ねて

もう一つの物語　―第二部のはじめに―

一　人と人のつながりのなかで支え合いたい
介護老人保健施設「桃源の郷」一〇年の実践から

二　行為動作分析で「やさしさのケア」を模索する
痴呆性高齢者通所施設「デイハウス沙羅」（伊藤美知主宰）

三　痴呆も自閉もかかわりはいっしょやと思った
知的障害者更生施設「れんげの里」（柳誠四郎施設長）

取材・執筆　土本亜理子

もう一つの物語
―第二部のはじめに―

土本亜理子

私と小澤勲さんとのおつきあいは長くない。しかし、そのわずかな日々のなかで、たしかに三度ほど深い出会いをさせてもらった気がしている。

最初の出会いは、小澤さんが監修された『痴呆ケアの基本視点』（三輪書店）という教育ビデオの制作に、シナリオづくりのスタッフとしてかかわったことだった。

京都の冬は寒いと聞いていたが本当だった。二年前の正月に、私は小澤さんの知人であり、ビデオ拙著『純粋失読』の監修をしていただいた広島県立保健福祉大学の綿森淑子教授と、ビデオ制作会社の担当者、そして映像監督とともに、当時小澤さんの職場であった種智院大学を訪ねた。

風が冷たく、底冷えしていた。しかし研究室でお会いした小澤さんは、にこやかな笑顔と宇治の和菓子、そしてご自身でいれられた温かいお茶で、寒さを吹き飛ばしてくださった。

そこが仏教系の大学だったせいもあると思うが、私には初対面の小澤さんが、どこかお坊さんのように見えた。宗教家がそなえる温かい風貌に迎えられた気がしたのだ。

話は前後するが、この京都訪問の直前に、小澤さんから本一冊分の原稿が送られてきた。ビデオ制作の初回打ち合わせの前に、自分の考えを知っておいてほしいという小澤さんの配慮によって送られてきた原稿であった。かなりのボリュームだったが、受け取った晩に読み始め、そして明け方までに一気に読了した。その内容に心のなかが熱く沸き立ったことを憶えている。

「痴呆という生き方」と題した原稿で、そこには、それより数年前に小澤さんが執筆された専門家向けの学術書『痴呆老人からみた世界』（岩崎学術出版社）に書かれている内容が、より平易な、一般の読者の心へもすとんと、ストレートに届く言葉で記されてあった。

「痴呆を病む人たちは、どのような世界を生きているのだろうか」（前掲書・まえがきより）

痴呆を抱える人の側に回り、その人たちの世界を思いやり、ケアの手をさしのべる。この基本的な視点は『痴呆老人からみた世界』と共通するものだったが、新しい原稿ではさらに、痴呆を病む妻との日々を描いた耕治人の私小説の読み解きを通して、あるいは痴呆を抱えるクリスティーンさんの体験の解説を通して、「痴呆を生きる人たち」がとても身近に感じられるものになっていた。

読後、やや興奮気味だったかもしれないが、家人に原稿を読んでくれるようにすすめ、現在、痴呆の親の介護に携わる知人や、施設やグループホームで痴呆ケアの真っ只中にいる友人たちに、小澤さんの了解を得て、原稿を輪読させてもらったりもした。

少しでも早くこの原稿が本になったらいいと思っていた。聞けば、まだ出版先は決まっていないという。小澤さんは、広く一般に、なかでも学生が手にしやすい新書というスタイルでの出版を希望されていた。新書ならば、老舗と呼ばれる岩波新書がいいのではないか、と思った。

そのようなわけで、私は京都での初顔合わせの後、小澤さんにぶしつけだったが訊ねてみた。岩波新書として出すおつもりはないか、と。そして同時に、岩波書店の新書担当者にも連絡を取った。どうしても新書で出したい原稿があるので、読んでいただけないか、と。

あとは原稿のもつ力である。強い興味を示してくれた編集者と、小澤さんとの原稿に関する摺り合わせがあり、「痴呆という生き方」という原稿は、半年後、『痴呆を生きるということ』という本になって出版された。これが、私と小澤さんの最初の出会いである。

その後、ビデオ制作のために、小澤さんが開設以来七年のあいだ施設長を務められた、広島にある介護老人保健施設「桃源の郷」を訪ねた。今年で一〇周年を迎える「桃源の郷」は、入所者五八名全員が痴呆を抱えているという老健施設だったが、お年寄りたちがゆったりと過ごすことができている、穏やかな日だまりのような場であった。入所者のなかには徘徊や妄想、異食、物集めなどさまざまな症状をもつ人がいらしたようだが、さりげないケアが行き届いていたのか、何度か施設を訪ねたが、ケアの場がせわしなくなったり、荒立ったりした光景を見たことはなかった。

「桃源の郷」は、どちらかと言えば、他の施設で入所を断られたり、家族が介護に疲れ果てるなど、ケアが困難な痴呆のお年寄りを積極的に受け入れている。スタッフたちに聞くと、小澤さんが施設長だった当時と同じく、「心に寄り添うケア」を求めて実践していると聞いた。それは具体的にはどういうケアなのだろう。壁に突き当たったとき、ここではどのような試みや挑戦があったのだろう。

こうして、当初の予定だったビデオが完成した後も「桃源の郷」を訪ねて、看護・介護スタッフ、理学療法士、作業療法士、支援相談員、ケアマネージャー……、さまざまな立場の人たちから、この一〇年間の実践についてお話を伺った。これから紹介する第二部はその記録である。

この章はあえて言ってしまうと、「小澤痴呆ケア学校」の教育実践記録でもある。

朝の申し送りに、昼食後のコーヒータイムに、夕方や夜に開かれた勉強会に、そしてスタッフたちの親睦会の席に、必ず小澤さんの姿があったという。入所者のケアで困った時、問題の解決で途方に暮れた時、必要に応じて医学的な説明をし、ケアの立場でアドバイスを出し、時にはさりげなく課題を投げかけ、時にはスタッフ全員にレジメを配って問題提起をする。

雑談の場合も、緊張感に満ちた話し合いもあったというが、その場にいた一人ひとりは、当時の様子をそれぞれの言葉で克明に再現してくれた。小澤さんから配られたスタッフとの話し合いのためのレジメも一枚一枚しっかりとファイルされていた。

何度か訪ねた「桃源の郷」で、私はスタッフたちの言葉から、そしてファイルされていたレジメから、彼らが目指したケアとともに、施設長当時の小澤さんと二度目の出会いをした。

そして三度目は、小澤さんの痴呆ケアに関する講演との出会いである。

ご存じの方も多いと思うが、小澤さんは肺がんを患い、「余命一年」と宣告されている。しかし、診断があった日から二年を過ぎた今も、全国各地で痴呆ケアについての講演をつづけられている。

もちろん体調がいいというわけではない。通院治療を受け、出発の日まで極力安静を保ち、おつれ合いが旅の同行者となり、普通の人の半分も取れない食事に苦労し、途中幾度も休みながら、身体とぎりぎりの折り合いをつけての講演である。

岩波新書『痴呆を生きるということ』は、余命告知を受けた後、最後に書き残したいと考えて綴られたものだと聞いている。しかし出版後、小澤さんは『痴呆を生きるということ』で語り足りなかったこと、あるいは明らかに異なる考え方がいくつか出てきたと話されていた。

それに加えてのクリスティーン・ブライデンさんとポールさんの来日である。小澤さんが一貫して語ってこられた痴呆を生きる者の世界をクリスティーンさんが自らの言葉で語り、ポールさんが、小澤さんが語られた心に寄り添うケアの実践版とも言える日常をさりげなく伝えられた。

クリスティーンさんたちとの交流を経て、そして彼ら当事者の声とあいまって、小澤痴呆ケア論は『痴呆を生きるということ』以降、さらに進化というのだろうか、深まりを増したと思われる。そして、それらの話は主としてケアスタッフを対象とした数々の講演の場で伝えられた。

この講演を、講演会場に足を運べない人たちのために講演録として本にしたかった。小澤さんのおっかけ記者よろしく、いくつかの講演会場で収録されたテープを文字に起こさせてもらい、本としての船出を打診した。当初、講演録の刊行に快い返事をいただけたとは言えない。

が、しかし、三重県の津で行われた講演を終えて、この講演録なら本にしてもいいかもしれない、とメールをもらった。小澤さんが以前から「僕の仲間たち」と呼んでいる知的障害者更生施設「れんげの里」の柳誠四郎施設長と、小澤さんとの出会いを通して痴呆の人の通所施設「デイハウス沙羅」を立ち上げ、現在も活動中の伊藤美知さん。年来の仲間たちを前に、新たに拓いた痴呆ケア論を、納得のいく形で話すことができたということだったのだ。これが第一部となっているのは、すでにお読みいただいた通りである。

この講演の採録をしながら、私は小澤さんが語りかけた相手である柳さんや伊藤さんたちにもお会いしてみたいと思った。小澤さんの仲間たちを知りたかったという興味に尽きるのだが、施設を訪ねて聞き知ったのは、それぞれの人に深く刻まれた「小澤勲」という一人の人間だった。

この本の表題『物語としての痴呆ケア』は小澤さんの命名による。その具体的な中身は講演のなかで展開されているので、ここでは控えるが、「物語」は小澤痴呆ケア論の核である。

それとともに、じつは私はこの本にはもう一つ物語があると思っている。それは、「小澤勲」という物語だ。当然ながら、小澤さんの長い人生の歴史を本書で辿ることはできていない。痴呆ケアの現場に立ち、著書をあらわし、講演活動を行う、その小澤さんを力足らずの書き手が追った一端である。

先の講演記録に加えて、「桃源の郷」「れんげの里」「デイハウス沙羅」という舞台を借り、もう一つの物語「小澤勲」を伝える意味があるのではないか。それはすなわち小澤痴呆ケア論の源流を辿ることになるのではないか、と考えた。

同時に、いささか無理を申し上げたが、小澤さんにこれまでの軌跡について書いていただいた。本来ならそれだけで本一冊になってしまうだろうところを、駆け足で振り返ってもらったのが、第二部の後にご紹介する「私の歩んだ道」である。合わせて小澤さんの痴呆ケアについての論考や、その背景を知る手がかりの一つとしていただけたらと思っている。

一　人と人のつながりのなかで支え合いたい

介護老人保健施設「桃源の郷」一〇年の実践から

広島県三原市小泉町四二一五八番地
電話（〇八四八）六六―三八七七

第一節　ある手記から

ここに一編の手記がある。痴呆になった姑と舅の介護を長年つづけてきた川原マリコさんが書かれた「痴呆の両親を看取って思うこと」という文章だ。

現在、広島県因島市で痴呆老人の介護者の集まり（「因島市介護者の会」）の会長をつとめる川原さんは、「桃源の郷」の利用者だった家族のお一人である。

彼女の手記を読むことから本章を始めたい。

痴呆の両親を看取って思うこと

因島市介護者の会　川原マリコ

現在、私は主人と二人暮らしです。息子は結婚して三原市に住んでいます。私は七反の柑橘園をほとんど一人で耕作しながら、九六歳の痴呆を抱えた義母と、脳梗塞がもとで歩行困難になり、やはり痴呆の義父の二人を介護していました。

母（姑）の痴呆は五〇代から始まっていますが、家族の私にもわかりにくい「要領の良い」ものでした。たとえば、周りの人たちから、「お母さんにご飯を食べささん（食べさせない）」とか、「お母さんをいじめている」、私が母のお金を盗るなど、思いもよらないことをたくさん言われました。

そんな話をする周りの人に「誰がそんなこと言いよるん?」と聞くと、「あんたんちのおばあさん」と言われました。私の前では、「マリちゃんがよくしてくれるから幸せだ」と言ってくれていましたので、最初は人様の言うことが信じられませんでした。

あるとき、私が思いあまって、「おばあさんにご飯を食べさせんことあったかね?」「私がおばあさん、いじめてるかね?」と聞いてしまいました。

すると母が、「そんな嫁ははじめからうちに置いとらん。誰がそんなこと言うん?」と聞き返してきました。黙っていると、「作り事を言うな」と私が責められ、つい相手の名前を言ってしまったら、母がその家に押し掛けて行って後が大変でした。想像してください。こんなことの繰り返しです。私はストレスが溜まり、高熱で入院したこともありました。

後に、小澤先生から、「お母さんの言動は痴呆症状の特徴なのですよ。けっして要領が良かったわけではありません」と教えていただき、納得しました。もっと早く、その時にそう教えていただけていたら、私のストレスはちょっと減っていたかもしれませんが、当時は小澤先生をまだ存じ上げていませんでした。

そんな母が平成一〇年五月に九六歳で他界いたしました。

残された父（舅）は若い時から人一倍元気で、人の言うことを素直に聞けない頑固な人でした。その父が、母の死後、突然やる気をなくし、トイレの場所もわからなくなりました。日ごとに下半身が駄目になっていきました。ついに自分の力で排泄することもできなくなり、訪問看護を受けながら、私が導尿のやり方を教えてもらってしていました。

父の場合は下半身が困難なので動くことができず、ある意味では楽な面もありました。母は足が丈夫で近所を歩き回り、あれこれ話すので、そうした話に尾ひれがついて私の耳に届き、ストレスがいっぱい溜まりました。「作り話」がさらに誇張され、介護者に向かって放たれる言葉ほど凶器はありません。あまりのつらさで死を考えたこともあります。うつ病にもなりました。

父に痴呆症状がみられだした頃、内科的には異常がなく、かといってこのまま家でみていたら足腰が駄目になってしまいそうでした。父のためにどうしたらいいか保健婦さんと相談した結果、「桃源の郷」と巡り会うことができました。

小澤先生がおられました。先生に診ていただいて、もし無理ですと言われたら私の手元で介護する覚悟でいたのですが、先生は、「この立派な身体をあきらめるのはまだまだ早い」と言われました。施設でリハビリを受ければよくなると言われたのです。

私は父に施設に行く理由をきちんと説明し、納得してもらいました。反対されるかと思いましたが、「お前が助かるんだったらどこにでも行くぞ」と言ってくれ、ショートステイであずかっていただくことになりました。私たちは島に住んでいて、デイケアに通うことはできなかったのです。

父が家にいる二週間は父を中心に、施設で預かっていただいている二週間は一生懸命農作業に励みました。そうしているうちに「桃源の郷」でのリハビリの成果が出て、ポータブルトイレにですが、自分で排尿できるようになり、表情も明るくなったのです。入所している父に会いに行って、うしろから「わっ」と驚かすと、うれしそうな顔をして、「あんたが来ると、灯りがついたように明るくなる」と言われ、あまりの変わり様にびっくりしました。

父は人をほめること、人に頼むことを絶対にしない人で、うっとうしい人だとずっと思っていました。ですが、私が施設に会いに行って帰る時、「私も頑張るからおじいさんも頑張って」と言うと、「お前も無理するな。お前がおらんようになったら、おじいさん、生きとられんけえ」と言ってくれました。それを聞いて単純な私は、うれしくて、うれしくて……。無理をすまい、人にどんなことを言われようと、このおじいさんのために元気でいようと思い、家路につきました。

家での介護と「桃源の郷」でのショートステイ利用が丸一年。人からは畑仕事もあって介護が大変だろうと言われましたが、私は毎日楽しかったのです。私たち家族はおじいさんを通して大切な勉強をさせてもらいました。

その父も平成一一年五月に心筋梗塞で他界いたしました。八七歳でした。

私は今、両親の介護を終え、「ヤッター」と心のなかで満足しています。もう人様から悪口を耳にしても悲しみません。私が、ここまで強くなれたのは、施設の先生、職員の方々、介護者の会のみなさま、そして義父母のおかげだと思っています。

辛いことも多かったけれど、今は亡き義父母と生活をともにできたことを感謝しています。

最後に、大声で叫ばしてください。お父さん、お母さん、ありがとう！


この手記を書かれた川原さんにお会いした。頑固で気むずかしい舅が、「桃源の郷」に入所後、しばらくして、それまでに見たこともない表情を見せるようになったという。その理由を川原さんはこう振り返る。

「何より、職員の声かけがやさしいのだと思うんです。ぼけている人を、ぼけ扱いしない。一人の人として見てくれる。『桃源の郷』はまず受付の事務所の人たちからやさしいし、笑顔がいいんです。よそに行くと、まず事務所の人から『何しにきた？』という顔を向けられる。ところがここは最初から笑顔がありました。施設のなかにはいると、職員のみなさんが、初対面の私に、笑顔で『いらっしゃいませ』と言ってくれました。私、あれにびっくりしたのです」

ショートステイの利用によって、介護者の負担が軽減されたこと、痴呆を抱える本人との関わりに距離を保つことができ、その結果として介護者にゆとりが生まれたことが大きいのではないか。川原さんの話を聞いていてそんなことを感じたが、しかし、何よりも大きかったのはスタッフの「笑顔」だったと川原さんは言葉に力を込められた。

決して楽だとは言えない介護の日々。それでも、職員の笑顔に支えられ、舅にも笑顔が見られるようになり、嫁に来て初めて舅から感謝の言葉をかけられた。そのことに繰り返し驚かされ、励まされたのだという。

スタッフの笑顔と入所者の笑顔。この二つの笑顔は、私が「桃源の郷」を訪ねた時の最初の印象とまったく同じものだった。

第二節　笑顔に迎えられて

瀬戸内海沿岸のほぼ中央に位置する広島県三原市。かつては城下町として知られ、現在は工業都市になった人口約八万人（世帯数約三万）の港町である。

この三原市内から隣接する本郷町方面に車で十数分走ると、山と田んぼにかこまれた白壁に青い屋根の建物「桃源の郷」が見えてくる（**写真1**）。

「桃源の郷」は一九九四年に開所し、今年で一〇周年の節目を迎える介護老人保健施設であり、医療法人仁康会の一施設で、小泉病院（精神科、老人性痴呆疾患治療病棟、同療養病棟）に併設されている。入所定員五八名。ロングステイ（長期入所介護）とショートステイ（短期入所介護）があり、二〇〇〇年の介護保険スタートと同時に定員三〇名のデイケアも始まった。この他、在宅介護支援センター、居宅介護支援事業所も併設されている。

スタッフは、医師（施設長）一名、看護師七名、介護福祉士一三名、介護職員九名（プラス非常勤二名）、理学療法士一名、作業療法士二名、管理栄養士一名、支援相談員二名、事務員四名からなっている。

現在の施設長は内科医の大口潔氏だ。小澤さんは開所から二〇〇一年三月まで七年間、ここで施設長を務められた。「桃源の郷」の最初のレールを敷いた人である。

二年前、小澤さんが監修された痴呆ケアのビデオづくりのために、私は初めて「桃源の郷」を訪ねた。事前に「桃源の郷」のケアはとてもいいという評判は聞いていた。いったいどん

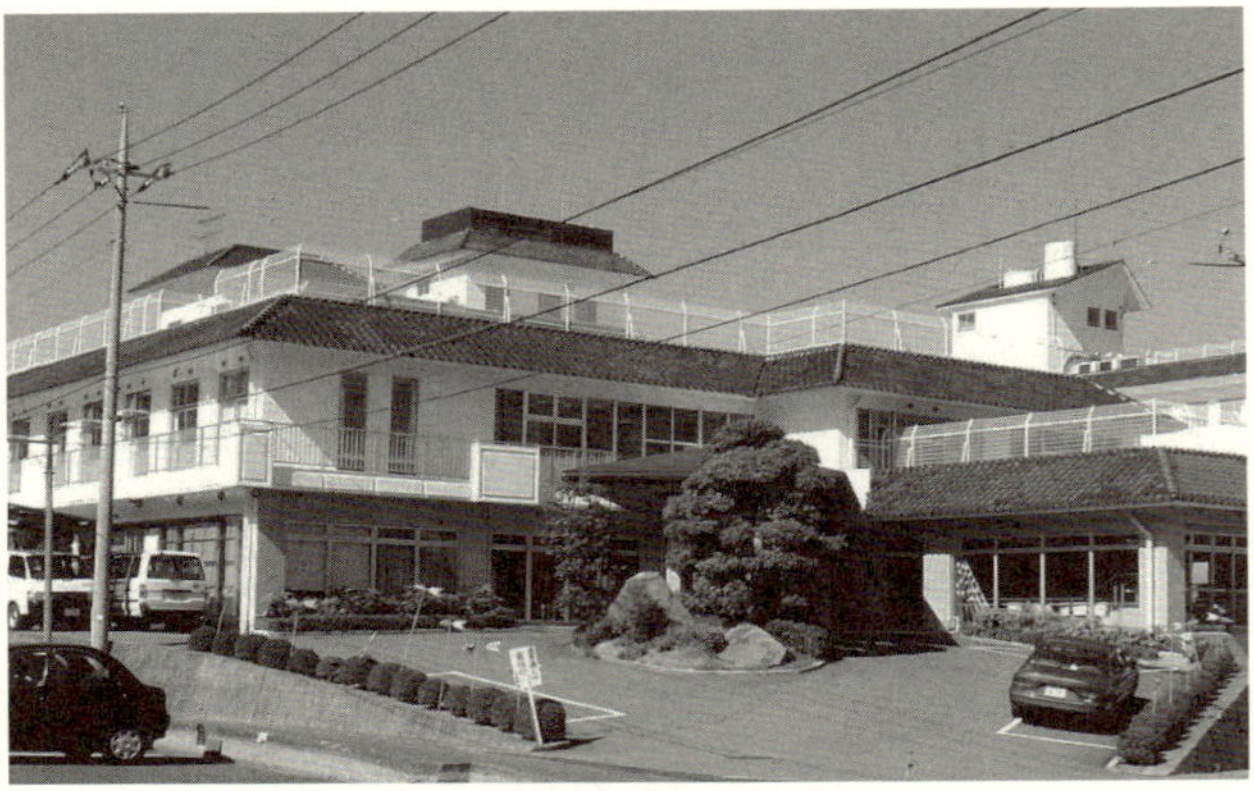

写真１　「桃源の郷」外観

なに素晴らしい建物なのか、どのような先進的なケアが行われているのか、東京に住む私は遠路はるばる胸をときめかせて出かけて行った。そして、その舞台はと言うと……。

昨今、全個室や完全バリアフリーをうたった施設が続々と誕生しているなか、「桃源の郷」は、お世辞にも「見事な建物」といった形容はあたらない。

田んぼのなかにどんと立った病院施設群の一角にある建物の、広々とはしているけれど四人部屋（一部個室）が並ぶワンフロアである。ホールで食事がいっせいに行われ、レクリエーションも催される。その風景はいずこの施設とも変わりがない。「選べる食事時間」など、このところ特別養護老人ホームでも試みられている個別性を重視した生活を想像していくと、いささか出鼻をくじかれた格好になる。

しかし施設に足を踏み入れてすぐに気づいたこ

とがあった。空気がとてもきれいなのだ。高齢者施設の、とくに痴呆棟への取材でこれまでに何度か味わった澱んだ空気がまったく感じられない。「人手がないから」、あるいは「また尿意もないのに訴えている」といった決めつけで、おむつ交換やトイレ誘導を所定時間以外に行わない施設では、当然ながら便尿臭が漂うが、ここではそのような不快さが一切なかった。

次に目を引いたのは各部屋のベッドだった。どの部屋もベッドが空になっていて、寝付いている人が非常に少ないのだ。入所者全体が高齢化し、痴呆も重度化して、歩行困難な人が増えたと聞くが、生活リズムを保つため、昼間の離床が積極的に試みられていた。車椅子ごとの徘徊ならぬお散歩も見えたが、ホールでレクリエーションに参加する人、おしゃべりに花を咲かせている人、机や椅子の配置をきれいに整える「お仕事」に精を出す人……と、それぞれの世界が自室の外にしっかりとあり、主のいないベッドには、ただ陽光だけが降り注いでいた。

そして三番目。もっとも多く目にし、もっとも強く印象的に残っている光景でもあったのだが、それが入所者とスタッフの笑顔だった。

「田中さん、おはようございます」、「山田さん、お食事はいかがだったたですか？」「鈴木さん、いっしょに歌いましょう」……。

はっきりと名前を呼んで声をかけるスタッフたちの明るい声があたりに響き、目と目が合った先に呼ばれた人の笑顔があった。スタッフと入所者、互いが互いをうつす鏡のように、サービスステーションでも廊下でも、明るくかけ合う声とこぼれるような、人によってははにかむような、それぞれの笑顔があった。

　スタッフが集まるサービスステーションのほぼ三方が、まるでオープンキッチンのようで、お互いの全身が目に入るようなつくりになっている。そして、うちそとにカウンターが設けられており、そこでデイルームや廊下に向いて記録をとるスタッフがおり、椅子に座って同じように書き物をしたり、絵を描いたり、話しかけたりする利用者がいた。サービスステーションのドアは、スタッフが誰かいる時には開け放たれていて、そこでスタッフとお茶を楽しむお年寄りの姿も見かけた。

第三節　「桃源の郷」の物語

１　「桃源の郷」の軌跡を紹介するにあたって

何の変哲もないが、とても気持ちのよい空間だった、というのが「桃源の郷」を訪ねた第一印象だった。

しかし、数日間滞在し、スタッフの声に耳を傾けると、澄んだ空気も、空のベッドも、そしてこぼれるような笑顔も、どれも一朝一夕で手にしたものではなかった、とあちこちで聞いた。

入所者の激しい精神症状や行動障害のありように、ケアできない、もうギブアップと、スタッフこぞって音を上げそうになったこともしばしばだったという。

聞けば、「桃源の郷」の二階は、併設病院の老人性痴呆疾患治療病棟である。

「あの方はここではなく二階の病棟にお願いしたい」

ケアに難渋したスタッフから、せっぱ詰まった声が幾度となくあがった。

それでも、小澤さんを交えたスタッフの話し合いが繰り返しもたれ、ぎりぎりのところで再挑戦に漕ぎ着けたのだそうだ。

「桃源の郷」での取り組みを紹介するこの章は、「痴呆症状にケアは届くのか」という疑問に対して、小澤さんとスタッフたちが、開所以来さまざまに試行錯誤し、その答を見つけようと歩んできた軌跡のごく一端である。

語り手は開所時からのメンバーである森山弘江看護主任、介護リーダーの江坂ヤヨイ介護福祉士、山本紀久代理学療法士（以下ＰＴ）、現在は在宅介護支援センター長の岡田美代子看護師、開所時の看護師長とバトンタッチで一年後に登場した末国美鈴看護師長、宮崎美紀元支援相談員（現・在宅介護支援センター）。開所時からではないが、現在の施設をともに支える沖辺美妃子作業療法士（以下ＯＴ）、紙田宏支援相談員。そして今回取材に応じてくださった利用者の家族たちである。また、場面によっては、看護、介護の中堅、あるいは新しいスタッフたちからも話を聞かせてもらった。

また、開所一〇周年にあたって、あらためて自分たちのケアを振り返って作成された記念誌のなかの『寄り添うケアを求めて』の草稿も参考にさせていただいた。

さらに、小澤さんは施設長として当時どのような思いをおもちだったのか。折々の出来事を今はどのように読まれるのか。後日、それらについてうかがった内容も適宜、挿入している。

それらの総和としての「桃源の郷」の物語を、これから語ろうと思う。

2　支援相談員に聞く

(1)　どのような人が入所の対象となるのか

病院から在宅への中間施設である老人保健施設は、要介護認定を受けた人が入所対象になるが、すでに紹介したように、「桃源の郷」は、開所以来、痴呆を抱えたお年寄り、なかでも、精神症状や行動障害のある人の利用が多いという。紙田相談員によれば、他施設で利用を断られたり、強制退所させられた人もおられるらしい。

家族などからの入所相談をまず受けるのは支援相談員だ。相談員がクライアントのニーズを聴取し、週一回（緊急時には適宜）、施設長、看護師長、介護リーダー、理学療法士、管理栄養士、事務長が参加する入退所検討会議で相談内容を報告し、受け入れについて検討する。

各専門職があらかじめ入所者の受け入れについて多角的かつ綿密な検討を行うというスタイルは開所以来のものと聞いているが、ここでは生活史、介護状況に加えて、すでに小澤さんの診察によって把握されている身体状況、痴呆症状、痴呆の程度などのさまざまな情報が示される。

それらの情報提供の中核を担うのは支援相談員である。

(2) 新人相談員の忘れられない出来事

一〇年前のオープン当時、新人の相談員として小澤さんに一から学びながら相談業務にあたったという宮崎さんは、最初に言われた言葉を鮮烈に覚えている。

「支援相談員の仕事のなかで大事なことは、まずは利用者であるご本人やご家族の気持ちであり、その方々の今後の生活をどう支援するかということなのですが、一方で、ベッドをいかに効率的に使っていくかといった施設運営も考慮しなければなりません。他の施設では、そのあたりが相談員の〝技〟だと言われています。車の運転から事務まで、ときには営繕のようなことまでが相談員の仕事とされている施設さえあるという話も聞いていましたが、小澤先生は最初にそれらの仕事を私から取り除かれたのです。

そして、『君は若いから自分の家族しか知らないだろうけれど、世の中にはいろいろな家族がいるんだよ。これからいろんな家族と出会うんだよ。その家族の言葉に耳を傾けてほしい。経営のことを考えている相談員に本当の相談業務はできない。君からはこの業務を外す。だから家族の気持ちをしっかりと聴いてごらん。そして痴呆を病む人たちの生活歴、生きてきた何か証のような生きざまを、本人や家族から聴いて、それをスタッフたちに伝えていってほしい』と言われたんです。

一人ずつに一人ずつの生活があり、夫婦関係、親子関係がある。けっしてひとくくりにできるようなものではないのだと、最初に小澤先生から教わった、これが私の仕事の始まりでした」

なんと幸運な出発だろう。事務や営繕といった仕事も守備範囲になっている相談員がこれをお読みになったら、「いいなあ」と思われるのではなかろうか。しかし、とかく本人はその置かれている立場のしあわせに気づきにくい。宮崎さんもそうだった、と振り返る。「どう生きてきたか」という人生の軌跡を聞き出す仕事も、日々の業務として慣れてくると、記入欄を埋めるだけの作業に陥りかねない。現実にそうなりつつあったのだという。

数年たったある日、そんな宮崎さんにとって忘れられない出来事があった。

一人の男性が妻に付き添われて相談に来た。

最初は気づかなかったのだが、ぼーっとしてよだれをたらしている彼の顔を見た瞬間に凍るような思いを味わった。目の前の男性は宮崎さんが卒業した学校の先生だった。しかも、とてもやさしい先生で、宮崎さんだけでなく多くの生徒から慕われ、記憶に強く残っている人だったのだ。奥さんが宮崎さんを見て言った。

「ああ、美紀ちゃんじゃねえ。元気しとったんね？　ここで働きよるん？」

「先生ですよね」

「そうよ、美紀ちゃんのこと、よう言うとったんよ。あの子は何をしようかって」

奥さんにそう言われた瞬間、自分の立場を忘れ、涙が止まらなくなってしまったという。

奥さんがご主人に、「見てみんさい。美紀ちゃん、ここで働きおる。こがん（こんなに）大きくなっとるよ」と話しかけた。すると、うつむいていた男性は宮崎さんに顔を向け、「おーん、おーん」と声を上げ、うなずいた。

その衝撃が宮崎さんにとって相談業務の大きな転機になった。

「そのとき初めて、ああ、私は今まで相談に来られた方のことを〝一利用者〟としてしか見ていなかったのだとはっきりわかったのです。ご家族からそれなりにきちんとお話を聞いていたつもりですが、どこかで、『はい、次の人！』というふうに機械的に見ていた部分があると思いました。それと同時に、痴呆という病気はなんという病気なのかと思ったのです。もしも先生がお元気だったら、今ここで私はがんばっていますよと伝えられるし、何か言葉を返してもらうこともできただろうに……と。そう思った瞬間、痴呆という病気のむごさが実感でき、悔しさを覚えました」

(3) 本当に知りたい話はなかなか聞けない

この時から、宮崎さんの生活史の聞き取りは、初回相談だけでなく、面会に来た家族とすれ違うわずかな時間でも、行事や日常のひとこまからでも、すくい上げる情報の密度、深さが増していった。現在の相談員である紙田さんは、宮崎さんのそうした細やかな聞き取りの姿勢が、着任当初とても参考になったと語る。

ただ、生活史の聞き取りをするといっても、初めから聞き出すのはむずかしい。

「本当に知りたい話を最初の面談で聞けるかというとそんなことはほとんどなく、むしろちょっとした瞬間や意外な場面でのことが多いんですよね」と宮崎さん。

「桃源の郷」では、五月のさわやかな季節に毎年バスツアーを行ってきた。入所者と家族、スタッフ、ボランティア総勢一五〇名が、五台のバスと一台のリフトカー、先導車と荷物用のトラックに分乗して大移動するというのだから壮観に違いない。

目的地は庭園やテーマパーク、空港や動物園などさまざまだが、原則は全員参加。寝たきりの人も車椅子の人も、あえて全員参加とするのは、「私は足が悪いけん、皆に迷惑をかけるから行かん」と臆する人への参加が求めやすくなる、という計らいだ。

事前の準備にも入所者を巻き込み、楽しい雰囲気を盛り上げ、いざ当日へ。

そうした非日常の行事の場で、入所者、家族といっしょにお昼ご飯を食べているときに、「そういやあ、うちのおばあちゃんは昔……」と、これまで聞いたことがなかった意外な話が聞けることもよくあったという。

支援相談員はショートステイの場合もロングステイの場合も、入所者が「桃源の郷」を利用する数日前までには記録を整える。さらに、小澤さんによる病歴、合併症、そして生活史、家族に関するまとめがＡ４用紙いっぱいにプリントアウトされる。これらが朝の申し送りで紹介され、書類としてもファイルされる。

スタッフたちはこのインテークによって、新しく迎える人がどこで生まれ、どんな足跡を経て今日まで来たのか、家族との関わりはどうだったのか、今抱える不自由は何か、身体的問題はあるのか……、新たな利用者の輪郭が浮かび上がるような情報を事前に得ることができる。

スタッフ全員によって事前に詳細な情報が共有されていることが、入所者を迎えるケアの重要な第一歩となっているのである。

3　ケアスタッフに聞く（その一）オープン直後のこと

(1)「桃源の郷」にもあった職種の垣根

取材中、新しく「桃源の郷」に参加したスタッフから聞いた話で印象に強く残っているのは、スタッフ間のコミュニケーションの良さについてだった。

ここへ研修に来たある医師から後日、同じような印象を綴った手紙が「桃源の郷」のスタッフ宛てに届いた。了解を得て一部紹介させてもらう。

「スタッフの方々は、私から見て、どの人が介護職でどの人が看護師なのか見分けがつきませんでした。職場全体に一体感があり、チームワークの良いことが、職種間の壁を感じさせないのだと思いました」

私の印象も、この医師のものと同じだった。仕事の専門性はあるが、垣根は感じられないのだ。

しかし、開所当初はこうしたチームワークの良さとはほど遠かったと聞いた。「施設はいずこも同じ」という声が聞こえてきそうだが、看護職と介護職との確執が開所してまもなく表面化した。少数の看護職と多数の介護職で上下関係が構成されているのではないかとして、介護職側から看護職への批判が集中した時期があったのだ。

小澤さんは、「業務分担は必要だが、業務分担とは、それぞれがそれぞれのプロになることであって、上下関係をつくることではない」と繰り返し話されていたというが、この考えが現実化するには、それなりの時間がかかったようである。

看護スタッフは、「あの時の批判は厳しく、しかも看護側の真意が通らなかった」と語り、介護スタッフも、「いや、やっぱり不公平感は否めなかった」と振り返る。

ＰＴの山本さんは介護側についたとして、開所から一〇年経った今も微笑ましい笑い話としてではあるが、〝古傷〟をつつかれている。

しかし、初代看護師長が一年で退職し、現在の看護師長である末国さんが着任したころには、すでにこうしたスタッフ間のぎくしゃくはほとんど姿を消していて、チームワークも良く、看護と介護はなごやかな協調関係にあったという。その間、なにがあったのだろう。反目ではなく協調をめざして、看護と介護の役割分担を具体的にはっきりさせたことにあるというが、頻回に行った親睦会が役立ったと言う人も多い。

開所から約一年、月に一回は親睦会を催し、その席でお互いが自由に胸のうちを出し合った。職場から離れた場で、日頃のわだかまりをそれぞれに出し合える雰囲気が自然に生まれ、回を重ねるごとに、看護だ、介護だという垣根がとれ、目指すべき方向が一つになっていったと聞いた。

さらに副産物もあった。宴席ではスタッフの意外な素顔が発見できる。プロ顔負けの歌手、隠し芸を披露する人、話芸が達者な人……。こうした人たちが職場でもレクリエーションの有能な進行役やスターになって新たな活躍を見せ始め、「芸は身を助く、だね」と言われるようになった。

こうした親睦会には常に施設長である小澤さんの姿もあったという。いっしょにはしゃぎ回り、時に意見を述べ、時に看護、介護双方の思いを聞き、同じ船の乗組員である自覚を促されたことを、今、スタッフたちは共通の思い出として抱いているようだった。

(2) 職種による垣根の撤去、その歴史的必然性

当時を振り返って小澤さんは次のように述べる。

「頭を悩ませたのは（というほど困り果てたわけではないのですが）、看護・介護の対立でした。

今だから言うのですが、私はこう考えていました。看護師は専門教育を受けていて、まあまあの平均点はとれる。というか、その程度のレベルは確保できるスタッフを仁康会のトップは揃えてくれていた。

ですが、介護スタッフについて言うと、とんでもなくやさしく、過去に自宅での介護経験

もあって、すばらしい介護をする人がいました。しかし、幸い『桃源の郷』にはいませんでしたが、ケアの質を下げてしまう行為を平気で行い、注意してもその意図さえつかめない介護者もいる、というのが当時の全国的な介護状況だったのです。ですから、老健のケアレベルは介護スタッフの質で決まると私は考えていました。というわけで、私はどちらかといえば介護スタッフの肩をもちました。

それに、私は老健におけるケアを医療的発想から脱皮させたかったのです。

看護師の森山さんが当時、介護スタッフの矢面に立っていました。その頃、森山さんには片意地張って仕事をしている、という雰囲気がありました。

彼女は、『私は嫌われ者でいいんです。言うべきことは言います！　彼女たちとは言葉も違い、文化も違います！』と言っていましたね。もう忘れていると思いますが。

『昨日、三八度もあった人を、今日は熱が下がったからといって、介護スタッフは起こして、庭に出しているのですよ。先生、どう思います？』と森山さんに詰め寄られたこともあります。

ですが、私はあえて臥床を命じませんでした。肺所見はなく、元気そうにしていて、食欲もあったからですが、森山さんはさぞかし不満だっただろうと思います。看護スタッフ、介護スタッフ双方から団交というほどではありませんが、話し合いを求められたこともありました。

このような対立が緩和したのは、確かに頻繁な飲み会でしたが、ここでもスタッフの飲み会に医師が常にいて、いっしょになって大騒ぎすることを、当初は不思議がられました。というか、朝から晩まで昼休みのおしゃべりの時間帯も医局には帰らず、『桃源の郷』で過ごしていて、うっとうしいと言われたこともありますが、そのうち風景の一部になってしまい、私がいてもみんなが平気で医師の悪口を言うようになりました。でも、それは単に一つのきっかけに過ぎません。

かつて私は介護保険について次のように述べたことがあります。

①この制度は欠陥だらけだ。その一例が、厚生省は介護保険が在宅支援を中核とする制度であると説明しながら、そのように制度はできていないことである。長期に預けっぱなしにするのがもっとも安上がりで、在宅で介護すると、以前よりかえって負担増になることが多い。

②『措置から契約へ』という名の下に公的責任がないがしろにされている。

③ただ、介護の社会化は避けられまい。その方向性をとったことには必然性がある。

④唯一評価できるのは、医療でもなく、看護でもない介護が市民権を得たということだ。

考えてみると、看護・介護スタッフの対立と、その乗り越えは、介護が市民権を得た、ということなのだろうと思います。制度発足に少し先んじて、そのような歴史的、思想的背景をもった変化が『桃源の郷』の歴史をつくったということでしょう。

介護が市民権を得るには、介護スタッフが強い自己主張を始めることが必要でした。時には行き過ぎがあったかもしれません。しかし、それを必然とする歴史的背景がありました。そしてその後、医療をも看護をも含み込んだケアという概念に、介護が発展的に解消されていったのだと思います。後に介護保険制度が明示されたとき、私をはじめみんながその基本思想において、あるいは求められる具体的な実践過程に対して、大きな違和感がなかったのは、そういうことでしょう。

制度が変わる時、それを先取りして〝いいとこどり〟的に実践しておかないと、『制度に適合させるための実践』を組まねばならなくなります。実践を先行しておけば、『制度を利用した実践』をつづけることができるわけで、そのために制度の行方には常に気を配っていました。

しかし、看護・介護の対立が完全になくなったのは、ケアプランの導入によってだったと思います」

4　ケアスタッフに聞く（その二）ケアプランの導入

(1) 統一したケアの提供―現在のケアプラン

二〇〇四年現在の朝八時半。朝からホールにこぶしのきいた演歌が流れていた。

「朝から演歌ってちょっとどうかな?　違う曲にしようよ」

山本PTの声。トーンのおだやかな調べに変わり、広いホールの半分に円形に並べられた椅子に、朝食や洗面を終えた人たちが自然に集まってきた。

サービスステーションでは朝の申し送り前の恒例になっている腰痛予防のためのストレッチ体操が始まっていた。山本PT考案の「野に咲く花のように体操」と名付けられた体操で、軽快な音楽に合わせて、通りがかりのお年寄りがいっしょに身体を動かしている。サービスステーションに入り込んで、スタッフに混じって体操をしている人もいる。

朝の申し送りには、施設長、看護師長、看護・介護からなる夜勤と日勤スタッフ、PT、OT、管理栄養士、在宅介護支援センターのスタッフ……と、利用者に関わる専門職が一堂に会する。

体操が終わると申し送りが始まった。看護師長がまずその日の入退者の人数と情報を報告する。ショートステイがあるので入退者が日に四~五人。入所者のケアプラン、退所者の帰宅手配、入所予定者があれば、その詳細な情報と暫定的ケアプランなど、交わす情報は多い。質問も飛び交う。

次に夜勤者から夜間の入所者の様子や気になる点が伝えられる。

筆者が取材した朝も、ケアプランの変更について二名のスタッフから報告があり、質疑応答も行われていた。ミニカンファレンスの雰囲気だ。利用者のケア方針をスタッフ全員が共有し、統一したケアを提供する。これがこの施設のケアの基本だった。

(2) ケアプラン導入と受け持ち制の開始

ケアの柱となっているケアプランを「桃源の郷」が導入したのは、開所二年目のことだった。

前年の一九九四年、国が監修出版した「高齢者ケアプラン策定指針」（入院・入所者用の「MDS―RAPs方式」）によって、全国の高齢者の医療・保健・福祉にかかわる専門家や現場スタッフの関心が一気にケアプランに向けられた。

「桃源の郷」でも導入が検討され、ケアプラン責任者は各地で行われた講習会に出かけ、勉強を重ねた。約半年の準備期間を経て、ケアプラン（RAPs方式）を導入した（九八年からは在宅版のCAPs方式に変更）。

それと同時に、「桃源の郷」では、看護、介護ともに、一人のスタッフそれぞれが二～三名の入所者を担当する受け持ち制を実施した。この受け持ちがケアプラン担当者にもなる。

ケアプラン導入の責任者だった森山看護主任はこう振り返る。

「以前はアセスメントツールがなかったので、入所者一人ひとりの問題点はどこか、目標は何かということについて看護職が手分けして考えていたというのが実態でした。しかしケアプランを導入し、看護と介護が同じように入所者を受け持つ体制をとったことで、全体のアセスメントや評価の能力が上がるとともに、入所者に対する責任感がそれまで以上に養われた。それが一番の効果だったのではないでしょうか」

すでに紹介した看護と介護が統一的にケアを行う素地ができた第一歩が、いち早く取り入れたケアプランだったというのだ。後に、介護保険制度によって、ケアプランは必須の業務とされるようになるのだが、その五年前のことである。

(3) 施設長の逡巡

ただ、小澤さんは、ケアプラン導入に際して、デスクワークが先行してケアがおろそかにならないかと、迷いに迷っていたという。実際には森山さんの、「どうせやらなければならないのなら、やりましょう」という一言で決心したと聞く。「言い出しっぺだから」と、小澤さんは尻込みする森山さんを当時各地で行われた研修会に派遣して、ケアプランを勉強させた。

小澤さんは言う。「帰ってきてからの彼女のがんばりは見事でした。スタッフにケアプランのなんたるかを教え、それまで文章を書く経験が乏しかったスタッフにも、主語の置き方や句読点の打ち方に至るまで、夜遅くまで残って教え込んだのです。

ある時、森山さんと二人で、某大学の先生のケアプラン勉強会に出ました。その先生はこう言ったのです。

『どうせ皆さんはまじめにケアプランづくりなんてやっていませんよね。そんな時間はないでしょう。でも、私がつくったソフトを使うとパソコンにデータを入力するだけでケアプランが自動的にできあがってくるのですよ』

怒鳴りたくなるのを押さえて私たち二人は帰ってきました。決してアリバイづくりではないケアプランを導入する決意を固めて。

その後、介護スタッフからも一人勉強に行かせ、ケアプランナーとして少額ですが手当をつけさせました。結果から言うと、ケアプランを導入しても、当初懸念していた脱落者は一人も出なかったのです。森山さんに教えを請うスタッフの姿が夜遅くまで見られました。

そのなかで森山さんも変わりました。彼女自身は否定しますが、傍で見ていても、当初の片意地張ったようなところがなくなりました。彼女の自宅にまで若い介護スタッフがよく電話し、あるいは泊まり込んで、仕事の悩みから恋の悩みまでうち明けていたようです。これは今もつづいているのではないでしょうか」

(4) 予想を超えた展開

小澤さんの予想を超えた事態が起きた。ケアプラン導入によって看護・介護の対立がほぼ消滅したのである。小澤さんは、こう総括している。

「飲み会で看護・介護の対立が消滅したというのは、表面的にはそう見えますが、やはり看護には看護の見方や仕事があり、介護には介護の見方、仕事があるということがケアプランづくりを通じて浸透したということでしょう。看護に聞かないとプランが立てられない側面があり、介護にしか見えていなかったことがカンファレンスなどで指摘されて、お互いが自然に分担と協働ができるようになったのです」

さらに、これを契機にとくに無資格のスタッフに勉強に対する熱意が生まれたという。

「私たちは介護に自信をもっています。有資格者にも負けないとも思っています。でも、それだけではだめだと思うようになってきました。とくに新しいスタッフが入ってきて質問されると、うまく言葉にして答えられないことが多いのです。介護福祉士の資格を取りたいのですが……」と、小澤さんに相談にくる人たちが増えたのだ。

小澤さんは十数冊ある教科書を揃え、時間外に無料で介護福祉士の受験塾を開いた。

はじめはなかなか合格者が出なかったというが、それでもぼちぼち合格者が出るようになり、新聞発表を見たのだろう、朝五時に涙声で「先生、受かりました」と小澤さんの自宅に電話してくるスタッフもいたという。結局、小澤さんが辞めるまでの七年間で十数人の合格者が出た。「ほとんどが中年の『おばちゃん』たちで、家事を抱えての合格でしたから、その努力には敬服です」とは、今振り返って聞かれる小澤さんの思いだ。

5　ケアスタッフに聞く（その三）三者面談の開始

(1) 在宅を目指して

ケアプランの本格的な導入に伴い、三か月ごとの見直しに際して家族の同意を得る、あるいは意見を参考にするため、家族との三者面談が開始された。開所から四年目のことである。

これまでの支援相談員と家族の面談に、新たに担当スタッフが参加して三か月に一回、面談が行われるようになったのだ。

末国看護師長によれば、この三者面談の一番の目的は、入所者の自宅復帰をいかに促すか、そのために家族をどう巻き込むかという点にあったという。

「当初、精神症状や異常な行動がみられた方でも、ここでお世話させていただいているうちに変わってこられるんです。お年寄りの表情がおだやかになり、これまで見たことがなかった笑顔が見られるようになって、症状が落ち着くのです。ご家族にも心から喜んでいただけました。

ただ、一方で、ここにいれば安心とばかりに、預けっぱなしにされるご家族もあります。私たちがこんなに心を寄せてケアして、実際に状態がよくなってきているのに、家族の方々の気持ちが離れていくようでは報われない気がする、本音の部分でそう感じているスタッフも少なくありませんでした。ですから、在宅に近いケアプランを立て、それを家族にも伝え、節目節目で在宅への道筋をつくる、家族との面談にはそういう目的があったのです」

(2) 在宅が一番いいと決めつけてはいけない

入所者が生き生きと暮らせる一番いい場所はどこか。

元支援相談員の宮崎さんは、小澤さんから聞いたこんな言葉を今もしっかり覚えているという。

「小澤先生はこうおっしゃったんです。在宅が一番いいと決めつけてはいけないよ、と。確かにふるさとは懐かしいよ。家族がいとおしいよ。だからといって、在宅介護者に過酷な介護を強いて、このおばあさん、いっそ死んでしまえばいいのになどと思わせたら、いとおしい家族との絆を切ってしまうことになる。それなら、大変な介護は、私たちスタッフがやりましょう。その代わり、愛情をなくすことはなく、『おばあちゃん！』『お母さん！』と声をかけつづけていただけるような施設になろうねと、そうおっしゃったことがあるんです」

もっとも実際に自宅復帰が進まない背景としては、痴呆を抱える入所者の多くが「家に帰りたい」とはあまり口にせず、「桃源の郷」で落ち着いて暮らしているように見えること、なかには外泊すると「帰ろう、帰ろう」と施設への帰所を家人に求めることさえある、という事情もあったようだ。

(3) 三者面談開始の生々しい事情

ただ、三者面談を始めた理由には、じつはもっと生々しい事情もあったようで、当時をふり返って小澤さんは次のように語った。

「三者面談を始めたのは表向きには末国看護師長の言うとおりです。しかし、本当のところはちょっと私が『キレて』、提案したことでもありました。確かに、末国さんの言うとおり、大半の入所者の周辺症状や『問題行動』は、ケアによって良くなりました。ほぼ三週間で良くなる、と皆が思っていました。徘徊も攻撃性も夜間せん妄も弄便も、さまざまな妄想も、です。

この頃、現場のスタッフは、ある意味で、もっとも意気軒昂としていた時期でした。私たちに預けてもらえれば何とかなるという自信です。このような時期に、『こんなに良くしたのだから、在宅介護に戻してよ』という介護スタッフの声が高まったのは当然ではありました。やはり、ご家族に感謝され、本人が家庭に復帰していく姿を見るのが何よりのご褒美という感覚がスタッフにはあるのです。

確かにご家族は、『徘徊さえなくなれば』『弄便さえなければ』『もの盗られ妄想さえ消えれば』、『攻撃性さえ抑えていただければ』……在宅介護に戻す、と入所時にはおっしゃいます。しかし、それらがなくなっても簡単には在宅介護に戻っていただけない場合が多いのです。

先ほどあげた入所理由はなるほどそうなのですが、その時点でご家族はほとほと介護に疲れ、嫌気がさしていて、症状や行動がなくなったから気を取り直して在宅でみよう、というほど簡単ではないのです。いったん切れた緊張の糸を元に戻すのはなかなか大変です。

入所前に抜き差しならなくなってしまった介護者と入所者との関係は、当時、介護スタッフには見えていませんでした。その矛先は直接に家族には向かず、相談員に向きました。相談員は家族の気持ちや状況を十分に把握していますから、おいそれと家族に連れて帰れとは言えません。というか、そのようなケースワークを私は求めていませんでした。

他の老健では『決まりですから』と、かなり強制的に退所させることもあったようで、その結果、三か月ごとに施設を『たらい回し』されて『桃源の郷』に行き着いた人も少なからずいました。そんな『決まり』はどこにもないのですが、『厚生省が決めたことだから』と素っ気なく言われ、そう信じていた人たちがほとんどでした。

実際は、介護保険施行前は逓減制がしかれていて、長期に在所すると介護報酬が下がっていく、監査でも一年を超える入所者は、その理由を明示するよう求められるというふうでした。そのような厚生省の姑息な（あるいはあくどい！　つまり、『期間を決めて退所を求めてはならない』と言いながら、一方で逓減制によって三か月で退所させるよう経営的に求める）やりくちの手先を多くの施設では、相談員にやらせていたのです。そのようなたらい回しの結果、痴呆の深まり、周辺症状の悪化を来しているのを見て見ぬ振りはできませんでした。

しかし、介護・看護の対立が収まると、今度はケアスタッフと相談員との対立が表面化しそうでした。

つまり、三者面談は、

①『暮らしのなかでの利用者をみなければ、よいケアはできない。ケアプランは決して入所中のプランであってはならない。少なくとも在宅に戻す道筋を見つけだすところまではケアスタッフの仕事でもある』という私の持論と、

②そこまで相談員を非難するなら自分たちでやってみろ、という私の下品な感情論とで考

えついたことです。

スタッフの一部から『あんた、家族に頂き物でもしてるの？』という野卑な言葉さえぶつけられたと相談員から聞いたからです。

でも、スタッフは三者面談の導入における私の感情的扇動にも一所懸命に応えてくれました。私は、自分の下劣な感情を恥じ、感動しました。もっとも、スタッフは家族とそれまで挨拶し、雑談することはあっても、一対一で向き合って話すという経験がなく、不安がりました。そこで示したのが『家族に関わる際に大切なこと』という文章です」

(4) 家族にやさしくなること

小澤さんは、三者面談を開始するにあたって、スタッフに向けて、「家族にやさしくなること」を説き、次のようなメッセージを寄せている。

節目節目でディスカッションに加えて文章を書き、スタッフに配布するのが小澤流なのだろうか。

「家族に関わる際に大切なこと」

小澤　勲

①家族にやさしくなるために

家族に関わる際に大切なことは「家族にやさしくなること」、そのために「家族の立場で物事を考えること」です。

これは痴呆老人のケアの基本が、「痴呆老人にやさしくすること」、そのために「痴呆老人の立場で物事を見ること」（何ができ、何ができないかを見定めて、無理な要求はしない。できることはがんばってやってもらう）ということと同じです。

一つ付け加えるとすれば、世の中にはさまざまな家族があって、一つとして同じ家族はありません。それを自分の家族、あるいは自分の理想とする家族像の枠組みで推し測ったり、批判したりしない、ということでしょうか。

②家族の負い目を知る

大半の家族は、「桃源の郷」のスタッフが、「いらっしゃいませ」と笑顔で出迎えてくれることで、どんなに心慰められているか、計り知れません。

また、スタッフが一生懸命に心を込めて入所者（家族）の介護にあたってくれていることに涙を流し、心のなかで手を合わせているのです。入所までは「加害者」としてしか見えなかった老人にやさしくなれた、「桃源の郷」に来るのが楽しみになった、と感謝の気持ちを伝えてくれた家族も決して少なくありません。

ただそれだけに、家族は家族の一員を施設に預けていることを、私たちが考えている以上に「負い目」に感じているのです。言い方を換えれば、家族と私たちの関係は、私たちの方が強者、家族は弱者なのです。強者のちょっとした物言いが弱者の心をいたく傷つけるのです。

③痴呆老人を抱えることで、家族は大なり小なり病んでいる

その家族の「病」を癒すのは、スタッフのちょっとしたやさしさです。そして家族の病の所在を見極めることは、痴呆老人の病を見抜くよりずっと難しいことなのです。家族は痴呆老人と違って隠すことができる人たちだからです。

ですから、私たちのできることは、どうすれば秘めたことを打ち明けてもらえるような関係をつくるか、です。

それができないうちは、それぞれの家族にはまだ自分が知らないさまざまな事情が隠されているのだと、自分に言い聞かせながら家族に話しかけてください。

家族には（あるいは人間には、と言ってもいい）、それぞれ何らかの闇の部分というか、人には言えない秘めごとがある、ということを心に留めておいてください。この「闇の部分」によって家族と痴呆老人との関係はスムーズにいくようにもなり、逆に施設に捨てたいという気持ちも生まれてきます。

闇の部分は秘められた部分でもありますから、ちょっと目には見えてきません。見えてくれば、「なるほど、そういうことなら致し方ないなあ」と思えることも、見えてこないうちは、「なんてひどい家族なんだろう」というように見えてしまう態度を家族にとらせることになります。

痴呆を抱えていることが分からなければ、痴呆老人は「ひどい」「わけの分からない」「迷惑をかけることばかりする」人にしか見えてこないでしょう。ぼけゆく人の力量（「できること」「できないこと」）と、心（痴呆のために新たな状況に適応できず、困惑し、不安に満ちている）が見えてはじめてやさしくなれるのです。このような考え方と家族との関わりをつくる道筋とは、ある意味で同様です。

冷たい、と見えていたMさんのお嫁さんが泣きながら私に、「夫（お預かりしていた方の息子）は、今、女と家を出ているんです。なぜ、私がそんな人の母親の面倒をみなければならないんですか！」と言われたことがあります。そうですよね。私もかける言葉を失いました。でも、それからお嫁さんはずいぶんやさしくなられましたよね。

三者面談によって、家族とあちこちでスタッフが雑談する姿が今以上に見られるようになったら、しめたものだと思います。

(5)「三者面談」で得られたプラス

以上は当時、スタッフに配られたメッセージだが、三者面談で得られたプラスについて小澤さんは、現在、次のように振り返る。

「大まかにいうと、家族とスタッフの関係が深まり、それによって入所者に対する理解も深まったということでしょうか。具体的に述べてみましょう。

①家族とスタッフの関係が深まった

私が当初思っていたより、スタッフは家族とうまく話していました。ケアプランの説明と承諾、家族の要望を聞いてケアプランに盛り込むということはむろんやっていましたが、途中から家族は自分たちの思いの丈を語り、それを聞いてスタッフがもらい泣きしているという光景を少なからず見ました。

家族とスタッフの関係は間違いなく深まったと思います。『ここに寄せてもらうと、一番気持ちが安らぐ』と言っていただける家族までありました。そのような家族は自分の家族だけではなく、他の入所者の世話までしてくれ、家族同士が涙ながらに話し合うという光景も見られるようになりました。

これが後に家族の集いをつくることに結びつき、市民向けの痴呆介護講座を開き、その卒業生が『ボランティアサークル桃』（いわば、「桃源の郷」専属のボランティアグループで、バスツアーや行事の時などに大活躍していただきましたが、入浴などの身体介護には入っていただきませんでした。ケアの専門性や責任の所在が不明確になると考えたからです）をつくっていただける基礎になっていきました。

②スタッフの入所者理解につながった

スタッフの入所者理解は、彼らの暮らしの場を知ることで格段に深まったと思います。もろん相談員から情報は入れていましたが、やはり『外』からの情報は頭に残らないことが多いのです。三者面談によって自分たちで家族と向き合い、ケアカンファレンス、朝の申し送りなどでケアプランを担当する看護・介護スタッフから情報が提供されると、情報はより浸透していったように思えます。

③看護・介護スタッフと相談員の対立が減少した

ケアに、その人の暮らしという視点が入ってくるに従って、看護・介護スタッフと相談員の対立は格段に改善されました」

6　在宅介護支援センターのスタッフに聞く

「桃源の郷」に併設して在宅介護支援センターが置かれている。介護保険の業務を行う居宅介護支援事業も兼ねている。基幹型ではないので、厚生労働省の基準では一名のスタッフで足りるのだが、「桃源の郷」の入所部門、通所部門で経験を積んだ岡田看護師を所長として他に三人のスタッフが置かれている。今回はあまり紹介できなかったが、「桃源の郷」がいかに在宅援助に力を注いでいるのかが伺えた。

そのスタッフに「桃源の郷」のケアの問題点、今後の展望について聞いてみた。

(1) 施設のなかで完結するケアの危うさ

「桃源の郷」支援相談員であった宮崎さん（前出）は、老健施設での痴呆ケアの問題点をこう語る。

「私はかつて小澤先生に、入所者も家族も一人ひとりがそれぞれに違う人間であり、けっして一括りで語れない存在なのだと教わりました。今、思うのは、これはとても重要な観点なのだということです。

施設に入られると、どのように個性的に振る舞われても、一生懸命生活されても、『一入所者』であり、ケアプランの対象であり、そこからのスタートです。

その方が暮らしてきた、ここに来られる前の、そしてこれから先もつづく生活の重さは、施設のなかではなかなか測れない。ですから、『一入所者』の視点でのケアしかできない、そういう面があると思うのです。

現在、私は在宅支援の職場に異動しているので、なおさら痛感するのですが、『施設のなかで完結させてしまいそうになるケアの危うさ』があるのでは、と思うのです」

(2) 数多い面談に匹敵する一回の家庭訪問

同じようなことをケアマネージャーでもある岡田所長から聞いた。

「『桃源の郷』では、入所者のこれまでの生活史を把握することを非常に大事にしています。ただ、若いスタッフには、お年寄りの昔の生活を想像してケアにあたろうと言っても、時には酷だなと思うこともあるのです。想像するにしても、そもそもまったく知らない時代はイメージしようもないのですから。

『桃源の郷』のスタッフの年齢層は幅広い。入所のお年寄りが教育勅語をそらんじたら、それに合わせて最初のくだり程度はいっしょに暗唱できるスタッフがいます。一方、教育勅語なんて名前さえ聞いたことがない若い世代もいます。

だったらどうしたらいいか。たとえば丸ごとその人を見ようと思ったら、家族に会うとともに、その人が入所される前に暮らしていた家を訪問するだけでもずいぶん違ってきます。家族と何十回面談をしても見えてこない何かが、たった一回の家庭訪問で把握できることもあるのです。

痴呆が重度で、話すことができない、コミュニケーションがとれない人ほど、その方がお元気だった時の家を知り、その様子を話したり、暮らしていた環境を思い描きながらケアをすると相手の表情が変わったり、生き生きとした顔つきになられることがあります。言葉を失っても、記憶のすべてを失っているわけではない、そうした人に届く言葉や気遣いをどれほどもてるのかが、私たちがケアをしていく上で、大切なポイントだと思うのです」

ケアプラン立案者の家庭訪問というのは、岡田所長が描く今後の「桃源の郷」にほしいケアのイメージだ。ただでさえ多忙を極めるスタッフの動きは、自身がスタッフだったことから十分わかっている。しかし、在宅と施設をつなぐ一人になった今、ようやく知ったことを伝えたいと語る。

「担当した入所者の家を一度訪ねる。そんなちょっとしたエネルギーの使い方で、入所者からエネルギーをいっぱいもらえる。ケアプラン一つだって、計画の立案が楽しくなり、血の通ったプランが立てられるんですよね」

(3) 家族が抱える施設への「負い目」を知ろう

さらに、岡田所長は「家族の抱える負い目」についても語る。

「在宅により近い今の職場では、家族の本音を以前より耳にする機会があります。家族は施設にとても世話になっている、という負い目があるんですね。以前、小澤先生がそうした話を私たちにしてくれましたが、当時は実感としてつかめていなかったと思うのです」

岡田所長は施設の外に出て、初めてこの言葉の重みを感じているという。入所者の心に寄り添うように、家族の気持ちにもどこまで近づけるか。面談や面会に来た家族と、もう一歩踏み込んだ関わりをどうもてるのか、今後の課題ではないかと岡田所長は自身の振り返りを込めて語る。そして担当者の家庭訪問もその一環として構想されているようだった。

7　その後の「桃源の郷」

二〇〇〇年に施行された介護保険についての一章がないことに疑問をもたれる方がおられるかもしれない。しかし、「桃源の郷」ではすでに介護保険の根幹はすでに先行実践されていて、新たな制度ができて、その制度にあわせて実践のかたちを変更しなければならないというような事態は、まったくと言ってよいほどなかったようなのである。

「制度は使うもので、使われてはならない」。その頃、小澤さんはそう言いつづけていたという。

たしかに、介護支援専門員（ケアマネージャー）の資格取得という課題はあった。そのために仁康会全体で学習会を開き、模擬試験問題をつくって受験準備をした。その中心には「桃源の郷」のスタッフがいた。その先頭には小澤さんの姿があった。自らも受験者の一人であり、「これで私が試験に落ちたらシャレにならんなあ」などと言いながら、各地の学習会の講師にもひっぱりだこだったらしい。ちなみに、全問正解して合格されたと聞いた。

介護保険が実際に始まり、家族への説明会、文書による契約、入所者については委託を受けて介護認定のための調査表の作成、介護度認定ソフトによる介護度の想定、主治医の意見書の作成……など、事務量が一挙に増大し、あたふたはしたようだが、他の施設のように対応に混乱したということはなかったという。

その小澤さんが体調不良を訴え、二〇〇一年三月、「桃源の郷」を去った。今から思えば、すでにがんが身体をむしばみ始めていたのだと思われる。

スタッフ全員からオーナーに小澤さんを残してもらえるようにという「嘆願書」が提出されたが、本人の意思は固かったという。

8　今後の構想──グループケアからグループホームへ

その後も、「桃源の郷」のケアはさまざまな展開をつづけている。

二〇〇二年からグループケアが始まった。いわゆるユニットケアである。今後は、その発展としてグループホームづくりも構想されているようだ。末国看護師長はこう述べている。

「将来的にはグループホームもつくりたいのです。そこから『桃源の郷』にデイケアで通っていただいたり、自宅に帰っていただく。ケアを施設のなかだけで完結させず、もっと地域とのつながりを深めていきたい。その一つとしてグループホームづくりも視野に入れていこうと思っています」

第四節　ある事例──利用者の激しいもの集めをめぐって

ここで「桃源の郷」の痴呆ケアの取り組みを具体的に紹介しよう。

これはケアがうまくいったという事例ではない。開所して二年。初めてスタッフ全員がぶち当たった「壁」のような困難事例、Ａさんの激しいもの集めと、それに対する対応だ。

1　もの集めの激しいＡさん

開所から一年ほど経ったころ、入所者Ａさん（七〇代、女性）のもの集めが始まった。他の入所者の私物を箪笥などから勝手に取り出し、自分の周囲にため込んでしまう。それが徐々に頻回になり、量も増えていった。スタッフはそれを持ち主に戻す作業に追われた。

やがてもの集めだけでなく、集めたものを口にする異食も始まり、乾燥剤を食べかけたこともあった。こうした行動が始まってから約半年、スタッフはさまざまなケアによっても一向に改善しない事態に困惑していた。

スタッフのなかから、Ａさんを私物所持が認められておらず、着衣などもリースになっている併設病院の老人性痴呆疾患治療病棟に移すべきではないかという声があがるようになった。

何度も話し合いがもたれたが、スタッフからは、「Ａさんのもの集めは痴呆の症状なのか？ 盗癖ではないのか？」という疑問も提出された。入所者の誰かに家族の面会があり、新しい衣類などが整えられると、その箪笥が直後に荒らされ、私物がなくなることが頻回にあったからだった。

これ以上Aさんのもの集めの後始末に対してスタッフの労力を割けない、という声もあった。

末国看護師長は、当時をこう振り返る。

「『ケアで治そう』と小澤先生はおっしゃいました。ですが、スタッフからは『大変だ』と声があがります。私自身もケアを深めればAさんの症状が安定するかどうか、自信がありませんでした。今だったら、ケアの工夫で必ずいい方向に進むと確信をもってスタッフを説得できるのですが、当時はそれができなかった。私も正直に言ってずいぶん悩みました」

しかし、結局、「ケアで治そう」と伝えつづける小澤さんの熱情にスタッフがほだされた格好で、「とにかく二週間、スタッフでローテーションを組み、Aさんにマンツーマンで寄り添ってみよう」という結論に達した。このようなケアの結果、Aさんのもの集めへの執着が減って、症状がいくらか落ち着いてきた。ところが、しばらくして新たな問題が始まった。今度は施設のシーツや他の入所者の衣服についているヒモをちぎって長く結ぶヒモづくりが始まったのだ。

Aさんがこうした行動に出ることができない環境にしばらくいてもらう必要があるのではないか。ケアだけではなく、治療が必要なのではないかという声がスタッフから再びあがった。

2　もの集めの心根を問う

これに対して、小澤さんは疑問をなげかけた。

「（スタッフの）あなたたちもものを集めをしませんか？」と。

憂さを晴らすために買い物したり、寂しい時に酒を飲んだり、むやみに電話したり……。自分の寂しさを何かで埋めていないか。Aさんのもの集めには、その裏側に、どうしようもない寂しさがあるのではないか。その寂しさを埋める努力をせずに、私物のない治療病棟に追いやってどうするのか、と。

末国看護師長は、スタッフと小澤さんとのやりとりを鮮明に覚えている。

「うちでは空間の取り方もあって、徘徊はほとんど問題になりません。ところがもの集めは問題行動として捉えがちでした。『スタッフにとって負担になる行動＝問題行動』と見ること自体に、小澤先生は、それは違うのではないかと疑問を呈されたのです」

では、Aさんの処遇をどうするか。小澤さんを交えた度重なる話し合いの結果、一か月間だけ併設病院の治療病棟に入院してもらい、様子をみることになった。ただし、期限は一か月と区切り、状態がよくなっても悪くなっても、また「桃源の郷」でのケアをつづけようとの確認が行われたのだった。

3 「虚構の世界」の必要性と限界

その時の気持ちを振り返って、今、小澤さんはこう語る。
「なぜ、もの集めが問題になったかと言えば、まず、彼女のもの集めが相当なものだったからです。わずかの間にものすごい量の、主として衣料品を集めてきて自室に文字通り山積みしていたのですが、それをもとの持ち主を見つけて返却する手間も無視できないほどになりました。

ただ、それだけではこんなに問題になることはなかったでしょう。やはり、この過程で衣料品が破損したり、失われることがあり、そのことに強く抗議する家族が少なくなかった、という事実があります。そのことにスタッフはエネルギーを使い果たしていたのです。

誰にもぶつけられない憤懣が鬱積して、それが私に向けられるならまだしも、ケアは彼女のもの集めを見張るというものになってしまいました。

そうなると、『あっ、またまた。だめよ、だめ！』というように、スタッフに、彼女をまるで監視し、『排除すべき敵』のように見るという雰囲気さえ漂い始めます。そこまで言うのは言い過ぎでしょうが、彼女の行為を盗癖と見るのは、確かにそういう感情が背景にありました。これではまずい、と私は考えたのです。

痴呆ケアにはある種の『虚構の世界』をつくる必要があります。それは、世の規範、常識、価値……などからちょっと自由な場です。『虚構の世界』といっても、けっして『うつろな世界』ではありません。『花も実もある世界』です。室伏先生によっていみじくも『馴染みの仲間』と名づけられた集団の世界はその典型です。

でも、行動次第ではそうは言っていられない時があるのです。もの集めによる衣類などの紛失や破損という事態によって、彼女の行為は現実の世界から裁かれるような状況を生みだしたのです。それは『もの集めの心的世界』というだけでは乗り越えられない課題だったのです。

つまり、行動に至る心の世界や成り立ちは、けっして特異なものでなくても、行き着いた行動によってはケアの場で受け容れ難いことがあり、それほど難渋することなくケアできる場合もあるのです。

それでも、私は彼女の『寂しさに寄り添うケア』を執拗に求めました。それは、いっしょに何かをするということでした。

散歩する、タオルやおむつたたみをいっしょにする、歌を歌う、彼女はかつてお好み焼き屋さんだったので、お好み焼きをつくってもらう、その他にもさまざまな活動に参加するよう働きかける、といった工夫です。

それで一時はほとんどもの集めはなくなりました。よかった、よかったとほっとして、ちょっとケアを手控えたときに（数週間後だったでしょうか）再発したのです。そこで、スタッフが『またか』という雰囲気になったのでしょう。

私も、彼女にとっての『虚構の世界』をこれ以上維持しつづけることは、もはや無理だろうと覚悟しました。それが一か月入院を決めた経緯です」

4 「利用者を病院に預ける」とはどういうことか

開所以来はじめて利用者を病院に預けるという決定がくだされた。しかし、それは小澤さんの思いから遠く離れていたようだ。その決定の直後に、小澤さんから次のような文書がスタッフ全員に配られた。

「Aさんのもの集めについて」

小澤　勲

(1) Aさんの処遇について

会議で以下のように決まりました。

①一か月間の予定で老人性痴呆疾患治療病棟に移す。

②一か月経過すれば、状態が良くても、悪くても再度、「桃源の郷」でケアする。

③現在、治療病棟は満床で三人の予約待ちの状態である。そのため、移すにしても一～二か月先になる。それまでの間、短期集中的にケアをしてみる。

以下、当日十分に話せなかったことについて、少し書いてみます。

(2)　Aさんの処遇の場を替えてみる方がよいという意見

①Aさんのもの集めが始まったのは半年前。この間できる限りのケアはやったが変化がなかった。

②私物のない場の方が安定するのではないか。

③周囲の冷たい目が極めて厳しい。そのような目がない場での処遇が望ましい。

④先日乾燥剤を口に入れそうになった。事故が起きてからでは遅すぎる。

⑤移してどうなるかはわからないが、よくなる方に賭けてみる。

(3)　痴呆の行動について分からない時の考え方

話し合いをつづけた結果、結局、先のような結論に至りました。会議当日に、Aさんのもの集めについて、スタッフのいろいろな考えが述べられました。私にも分からないことが多いのですが、とにかく現在、私が考えていることを話しておきます。

私は痴呆の行動について分からないことがあると、二つの見方で考えることにしています。一つは医学的、客観的な見方で理解を深めることです。他の一つは、「わけの分からない」行動の裏に広がる心の世界を思いやって、行動の意味を探ろうとする見方で、そうすることで彼らの心に寄り添うケアを発見しようとする方法です。

(4) 医学的・客観的な見方

Aさんはもの集めが始まった頃から痴呆の進行がみられるようになりました。そして、いまだに痴呆進行は止まらず、安定期に達していません。

痴呆進行に加速度がついている時期には、「異常行動」は激しくなるのです。人は自分がどんどん変わっていくと（とくに「できないこと」が増えていくような変化を引き受けなければならない時には）、新しい生き方、いわば身の丈に合った生き方が見つからないうちは、どうしても混乱するのだと思います。思春期、更年期を乗り越えるのに難渋した人は、その時のことを思い出してみてください。

(5) その裏に広がる心の世界を考える

二つ目の見方ですが、おそらくもの集めをする人は、自分のなかにどんどん喪われていくものがあって、心のなかに埋めきれない空虚を抱え、その不安や淋しさに耐えかねているのだと思います。埋めても、埋めても、埋まらない心の空虚。それどころか、ぽっかり空いた穴は日に日に広がっていく。このような時に感じるであろう不安は、ちょっと思っただけでもぞっとするくらい深く、暗いものであるような気がします。

このような時、人はどうするのでしょう。呑んべえは酒を流し込むことで空虚を塞ごうとするでしょう。金があれば（なくてもそれなりに、かもしれませんが）、いつもよりぜいたくをして当面は不必要な買い物をすることでウサを晴らそうとするでしょう。このような時にはやけ食いをしてかえって太ってしまう人もいます（買い物依存や過食症になれば、これはもう病気です）。

もの集めの裏にあるのはこうした心理とそれほど遠くはないように思えます。現に、Ａさんがもの集めをしている時の表情は決して喜々としたものではなく、暗く悲しいように見えます。ですから、集中的なケアは、このような空虚を何とかして埋めてあげられないか、という気持ちで取り組んでみてください。

薬も「異常行動」を押さえ込む方向ではなく、元気を出してもらうような使い方をしてみます。

(6)　Ａさんのもの集めは盗癖か

Ａさんは、人から隠れるようにしてもの集めをしている。注意するとギョッとしたような表情になる。つまり、悪いと分かっていて集めているのだから盗癖なんだ、と考える人もいるようですが、私はあまり賛成しません。

たしかに、廊下に落ちているゴミを拾ってポケットに入れているＢさん（何も落ちていないのに拾う動作だけが見られる時さえありますね）などに比べれば、Ａさんのもの集めは盗癖に見えるかもしれません。

面会に来た人のところをねらって盗りに行く、と考えるスタッフもいるようです。そうかもしれません。何かがあそこにありそうだというカンはたしかに「発達」してきているのかもしれません。でも、すぐにばれてしまうようなやり方で「盗り」に行くのです。痴呆の行動であると考えざるを得ません。それに痴呆が深まる前にＡさんに盗癖があったわけではありません。盗癖だと考えるにしても、痴呆が深まって初めて出現した「癖」なのです。痴呆との関連でケアすべき症状であることにかわりありません。

私の経験でも、在宅で毎日、毎日どこからかいろんなものを集めてくる痴呆老人がおられました。集めてくるものはどれもまだ使えそうなものばかりでした。決して単なるクズは集めてこないのです。名前がついていたり、心当たりがある場合は、そのたびに家人が謝って返しにいかれていましたが、どこからもってきたのか分からない、かなり高価そうな自転車や盆栽などもあって、本当に困っておられました。

この場合も、「分かって」やっておられるのですが、しかし、やはり痴呆の異常行動であることにはかわりありません。この方は致し方なく、ある精神病院に入院になりましたが、数か月で見る影もないほどに痩せ、痴呆は極端に進み、言葉もなくなってしまいました。苦い思い出です。

逆に言えば、痴呆の（少なくとも初期の人の）行動はまったくわけが分からずにやるものばかりであると考えるのは間違っています。

(7)　非難する気持ちを捨てたところから

もちろん、適当に酒を飲んだり、自分の金で買い物したりする行為は社会的に認められる行動であるのに、Ａさんのような行動は認められない行動であることはたしかです。しかし、痴呆を病む人の心を考える時には、いったんこのような社会的規範や価値観から離れて、あるいは非難する気持ちを捨てないと、心を寄せることはできません。

そもそも痴呆のケアは、「世間の決めごと―価値―役に立つ―仕事―金―頭がいい……」は良いことである、と考える考え方をいったん捨てて、「生命―愛―人と人とのつながり……」といったことに気持ちを寄せるといった考え方がないと、どうしても情熱を注ぎつづけることができなくなるような気がします。

とはいっても、Ａさん（ばかりではなく、すべての痴呆老人）の周囲には仏さんばかりいるわけではありませんから、周囲の冷たい目のなかで孤立していくＡさんをどう支えるか、という難題は抱えることになるのですが。

(8) 私物所持を原則的に認めていない治療病棟でＡさんがどうなっていくのか

この疑問については、今のところ私には分かりません。というより、よくなる方向が見えてこない、と言った方がいいかもしれません。

精神科の治療病棟では、以前、みんながタオルを首に巻いていました。それがちょっと異様に見えるからというので、小さなハンカチにしました。しかし、小さなハンカチでは『もっている』という感じがしないのでしょうか。便所には公用のタオルを置いたのですが、すぐになくなります。仕方なしにタオルを棒に縫いつけたのですが、それでも一日に何枚もなくなります。苦労してほどいてもっていく人が後を絶たないのです。

もの集めの癖のある人を、ものが集められない空間に置くことで何が生じてくるのか、ちょっと想像しかねています。Aさんだけに私物所持を認めれば、おそらくたちまちのうちにAさんは、もの集めの激しい人たち（治療病棟にも何人かいます）の被害者になるでしょう。そうなれば懲りてもの集めをしなくなるなどという暴論はやめましょう。それが分かるくらいなら、「桃源の郷」で厳しく言ってもよい結果が出るはずなのですから。

(9) 治療病棟への一か月入院に「賭ける」

それでも、治療病棟への一か月入院に賭けてみよう、という提案に乗ることにしました。しかし、「賭ける」という時に次のことは分かってください。

①人生のうち何度か、自分のこれからの人生が変わるかもしれないような決断を、「賭けてみる」という思いですることがあります。しかし、このような場合は、その結論がどう出ようと自分で責任をとる、ということになるわけです。ところが、今回の決断はきっとAさんの（良かれ悪しかれ）これからの人生を左右することになると思うのですが、そのような重大な決断をAさんに代わって私たちがした、ということです。

処遇の場を本人の意思選択ではなく決めるということは、それだけでも重大なことであり、決めた人間の責任は重いのです。今回の「賭けてみる」という決断は、その責任をスタッフが負う覚悟してなされるべきものです。もちろんこれは今回に限りません。

人のケアを仕事とするということは、基本的にこのようなシンドサを担うということでしょう。

②家族の気持ちはどうでしょう。一時的であることを願いますが、「見放された」と思われるかもしれません。できる限りそうならないように、私たちの苦渋の選択だったことを伝えるつもりです。

(10)「究極のやさしさ」を求めていこう

先日、『レナードの朝』という映画をテレビで放映していました。

脳炎の後遺症で完全な痴呆症状を呈していた人に、ある医師が周囲の反対を押し切って、ある薬剤を投与し、画期的な効果を得て、表情もなかった人が生き生きと生活を始める。しかし、結局は効果が持続せず、元の状態に戻ってしまうのですが、その間に患者と医師やスタッフとの間に生まれた友情を描いて、なかなかいい映画でした。私の好きなロバート・デ・ニーロが主演しているので、すでに映画館で見ていたのですが、再見してしまいました。

さて、私は薬物の効果で生き生きと生活をし出した瞬間に感動しながら、効果が失われ、再度、痴呆化し、表情のない、身体が固まったままの状態に戻った患者レナードに、医師やスタッフは気持ちを切らないでケアしつづけられたのだろうか、とふと考えてしまいました。ケアをつづけている映像が最後に出てくるのですが、心なしか、暗い雰囲気でした。

ケアプランをやっているとどうしても良くなることを求めます。それは当然のことなのですが、老いゆく人は、しかも痴呆という難病を抱えていると、たしかに良くなっていく時期はあるのですが、長い経過のなかではＡＤＬが低下し、エネルギーが落ち、素晴らしい表情をつくり出すことも徐々に難しくなっていく人たちが一部ではあれ、出てくるのもまた現実です。

　そのような人たちにでもやさしくなれる。難しいことですが、このような「究極のやさしさ」を求めていこうと思いました。

5　Aさんのその後

「利用者を病院へ預ける」とはどういうことか。「桃源の郷」の歴史をひもとけば、いくつも残っている小澤さんによるスタッフへの問いかけのなかでも、とりわけ重みのある一言だった。先の資料から再び引用するが、こうした一言がケアを担う人たちと共有できたらと、筆者は考えている。

「今回の決断はきっとＡさんの（良かれ悪しかれ）これからの人生を左右することになると思うのですが、そのような重大な決断をＡさんに代わって私たちがした、ということです。（中略）人のケアを仕事とするということは、基本的にこのようなシンドサを担うということでしょう」

　話し合いの結果、Ａさんの治療病棟への転院は決まったが、ベッド待ちの一～二か月、短期集中的にケアをしていこうと、新たな会議で決まり、スタッフたちは再びケアに取り組んだ。その結果、Ａさんの異常行動はいくらか減った。ただ、なくなったわけではなかった。それでも、ベッドが空くまでの期間限定の集中ケアだという一つの目途があり、いくらかスタッフの心理的な負担は軽くなったという。

このようにスタッフの心境に変化が訪れたころ、Ａさんの特別養護老人ホームへの入所が決まり、Ａさんは退所することになった。それはスタッフにとっても急な展開だった。開所後二年を迎える直前のことである。

見送りに玄関に集まったスタッフはなぜか泣いた。Ａさんは泣きこそしなかったが、とても寂しげな表情で、何度も何度も頭を下げた。スタッフにほっとしたという雰囲気はなかったという。

その後、老人ホームに移ったＡさんは車椅子生活になり、やがて寝たきりになったという残念な様子が伝わってきた。

Ａさんへの取り組みについて、結局「Ａさんの寂しさを埋めるケア」が十分に提供できなかったという大きな課題が残った。開所当初から「桃源の郷」では小澤さんとスタッフの勉強会が継続的に開かれていたが、Ａさんのケアは病気としての痴呆を学び、行動の裏にある心を読み、その心に寄り添うケアをどのように行うのかという具体例になった。失敗に終わったといってもいいＡさんのケアは、ある意味で成功例よりも、スタッフの財産になったようである。

第五節　家族とともに

ここで「桃源の郷」の歴史をともに歩んでこられた二つの家族にご登場願おう。ケアに難渋する症状や行動が激しかったが、家族とともに乗り越えられた若年性痴呆のC子さんの例と、「桃源の郷」でターミナルケアにあたったKさんの母Jさんの例である。

一　若年発症のアルツハイマー病者　C子さんの場合

1　ある夫婦の食事風景

毎日、昼食と夕食の時間になると、「桃源の郷」を訪れる家族がいる。隣町に住む、C子（七六歳）さんの夫である平田俊直氏（八〇歳）だ。

ある夕方、私が訪ねたその日も、食事中のホールに、平田氏とC子さんの姿があった。大きなテーブルで食事をとる入所者たちから少しだけ離れて、二人の定席がある。車椅子のC子さんの右側に平田氏が座り、食事の介助をされるのだ（**写真2**）。

この風景は、よほどのことがない限り、文字通り毎日、昼と夕方に見られるのだという。

「介護というのは、やっぱり忍耐だと思うんですわ」

平田氏はニコニコされながら語る。

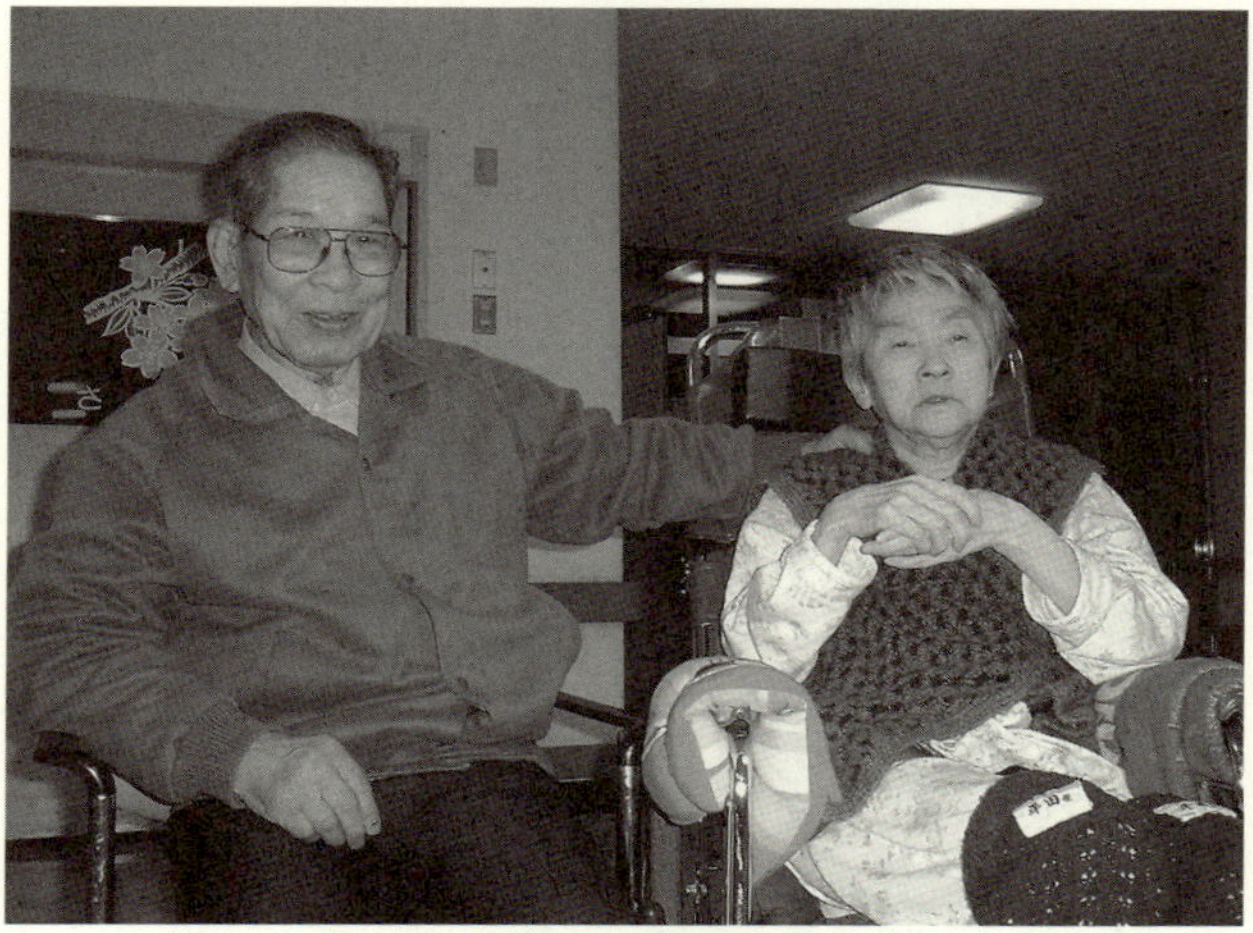

写真２　平田夫妻

「家内は食事中に決まって『眠たい』と言って前屈姿勢になります。そうなると喉つめを起こしやすく、食べさせることはできなくなります。家内の〝慣習〟として、要らない、食事をしません、という時には、左を向くんです。右から食事をさせるのですが、反対を向くわけです。そういう時に私は家内の背中をさすります。さすると、右を向くんですね。その時にすっとさじを差し出して食べさせるんです」

C子さんは、もうほとんどコミュニケーションに役立つような言葉を失っている。でも、身体の動きなどで読みとれるサインはまだまだある、と平田氏は言う。

「私が来ると、C子は喜んでくれます。眉間に皺を寄せるのが家内の癖ですが、それが声をかけるとすっと消えます。時には笑顔になってくれます。手を握ると、かすかに力が入るのが分かります。妻の病気は今も進行しておりますが、それでも私のことは分かってくれます。やっぱり何回も来る人の記憶は残ると思うんです」

このように、食事時、C子さんと平田氏の姿があることは「桃源の郷」では、すでに何年も日常の風景になっている。施設側の介助の手が足りないというわけではない。スタッフからこのような毎日の介助をお願いしたこともないという。むしろ「くれぐれも無理なさらないように」という声かけが頻繁になされているようだ。

2　ケアに難渋することの多い若年発症のアルツハイマー病

このような夫婦の風景を通して、「家族の支えがあること」の意味を数限りなく教わったと、小澤さんはじめ何人ものスタッフたちから聞いた。

繰り返し述べたように、「桃源の郷」では、開所以来一貫して痴呆を抱える、とくに行動障害や精神症状を随伴する人のケアに取り組んでいる。

その理由を、小澤さんは、「このような方の在宅ケアがもっとも難しいと考えたから」と述べている。そのなかでもC子さんはケアに難渋したケースだったらしい。小澤さんは言う。

「一般に、若年発症のアルツハイマー病はケアに難渋することが多いのです。エネルギーがあって、文字通り力もあってなかなか大変です。たとえば、攻撃的になられても八〇歳を過ぎればかわすことは容易ですが、五〇歳代だと……ね」

C子さんがデイケア（一九九五年～）を経て、ショートステイしたのが一九九七年のこと。在宅介護を目指しながらも困難になって、二〇〇〇年からロングステイ、現在に至るのだが、C子さんと夫である平田氏の「桃源の郷」との関わりは、そのまま施設のケアの歴史と大きく重なる。

C子さんの症状、スタッフの関わり、家族としての平田氏の思いを、少し丁寧に追ってみよう。

資料は夫の平田氏の談話、小澤さんの話やスタッフのインタビューによる。なお、「自分のやっていることはすべてオープンにしております」と言われる平田氏は実名で記載させていただく。一方、C子さんは病状によりご本人の了解を得ることが困難なため、仮名とした。

3　生活史

大手企業に勤務する平田氏は二五歳の時に知人の紹介で同じ県内のC子さんと結婚。女学校卒業後、華道や茶道をたしなんでいたC子さんとの間に二人の息子と二人の娘をもうけた。平田氏の実父母、C子さんにとっては舅、姑と同居し、さらに平田氏の実姉もいっしょに過ごすという大所帯の家だった。そのなかでC子さんは跡取り長男の嫁として、主婦として、そして母としてのつとめを果たしていた。

「家内はわりあい几帳面な女性で、後かたづけなども上手。日常の生活を几帳面にこなして

いました。子育てもきちんとしていました。歌が好きで、『星影のワルツ』などをよく歌っておったのを覚えています」（平田氏）

平田氏は仕事が忙しく、家には不在がちだったという。出張が多く、海外勤務もあり、長い時には二年間単身赴任している時期もあった。

「私は家をあけることが多かったんです。だから家事も子育てもみんな家内の仕事でした。加えて大家族でしたから、うまくやっているようには見えましたが、気苦労は大きかったのではないでしょうか」（平田氏）

C子さんに変化がみられたのは五五歳頃だった。

4　痴呆の発症――前駆期から初期へ

平田氏は詳細な介護日誌をつけていて、今では大学ノート二〇冊以上にもなるという。その膨大さに驚かされたが、平田氏によるとC子さんは、

「五五歳頃から、日常生活にはあまり支障はなかったのですが、ただ、頭が痛いと訴えることはしばしばありました」（平田氏）

近くの病院に受診したが、原因不明とされ、診断がつかなかった。

五八歳の時のことだ。C子さんは原爆投下直後、広島に行ったことがあるので原爆手帳を交付されているのだが、その申請手続きで役所に行った際、簡単な質問に答えられないなど、

傍らにいた平田氏もおかしいと気づくような記憶障害がみられるようになった。

5　痴呆初期から中期へ

六〇歳を過ぎた頃には、計算ができず、買い物ができなくなる。台所の火を消し忘れる、塩と砂糖を間違えるなど、それまでできていた料理などの家事も困難になってきた。同居している平田氏の姉がおかしいと気づき、それとなく家事を側面からサポートすることでなんとかしのいでいたという。

六一歳の時に町長選挙があったが、その際、字が書けずに投票ができなかった。翌年には旅先の旅館で自分の部屋を間違えて興奮するといった出来事があった。さらに、卵を焼く時に洗剤を入れてしまうなどの日常生活の不適応がより頻繁にみられるようになった。

六四歳になって県外の大学病院を受診し、そこで初めてアルツハイマー病の診断を受けた。

「家内の行動などがおかしいと分かっておりましたが、当時、私にはアルツハイマー病という認識がなかったものですからびっくりしました。それからいろいろな本を読んで、アルツハイマー病のことを勉強しました」（平田氏）

しかし、その際、告知を受けたC子さんはアルツハイマー病という診断に自尊心を傷つけられたと言い、その後、大学病院への受診を拒否。

そのうち、着脱衣不能になり、痴呆はさらに深まった。

6　急激な痴呆の進行と周辺症状の出現

そこで、平田氏は介護に専念することを決意し、会社を退職した。「私が勤めていた時には、ほったらかしにして、家内にかなり心配をかけた」という思いがあったと振り返って述べておられる。小澤さんも、「お出会いした頃のご主人には、後のない闘いをしているというか、せっぱ詰まったような雰囲気があり、自責の念で無理な介護をしておられるのでは、と感じさせるかたくなさがみられました」と回顧している。

C子さんの症状、行動を、当時、小澤さんは次のようにまとめている。

①「外に人がいる。寒いのにかわいそう。なかに入れてあげて」等の作話。
②もの盗られ妄想など、被害妄想に基づき、警察に行こうとする。
③夫が浮気をしているという嫉妬妄想。この背景には、同居している夫の姉、息子夫婦に対する人物誤認がある。
④鏡像現象。鏡などに話しかけ、お供えをし、時には自分が映っている鏡像に興奮、あるいは攻撃的になる。
⑤自宅にいても「帰る」と言い、出ていこうとする。
⑥眉間に皺を寄せ、イライラする。介護の拒絶。
⑦不眠、徘徊、興奮、突然殴りかかるというような攻撃性や衝動行為。

⑧ギャーという、周囲を不安に巻き込むような奇声。

7　徘徊、興奮への対応

C子さんはイライラして「お父さん」「お母さん」と叫んだり、奇声をあげて家のなかを歩き回っていることが多かったが、そのうち外へも出ていくようになった。

家の前に農道があり、しばらく行くと交通量の多い国道に出るのだが、その国道に向かって歩いていってしまうC子さんが危険だと、近所からも声があがるようになった。高齢の夫の姉を突き飛ばすなどの衝動行為もみられるようになったC子さんを落ち着かせるために平田氏が取った方法は、C子さんとのドライブだった。

「気晴らしのために自動車で出かけました。車に乗ると落ち着いて車外に出ようとはしません。ですから、県下をまんべんなく、毎日、違うところへドライブしました。多い時には日に二回出たり、一日中どこかを走っていたり……」（平田氏）

こうした介護がしばらくつづいたが、C子さんの症状はさらに激化した。

C子さんの行動は昼夜を分かたず、とくに夜間の興奮状態が激しくなり、一睡もできない日がつづき、本人も家族もともに疲れ果てた。ドライブは深夜にもおよぶようになった。家族を思ってのドライブだったが、家族も平田氏の身体や事故を心配して眠れずに二人の帰宅を待っていたという。

家族協議の結果、一九九五年に訪問看護を依頼する。その訪問看護スタッフから、「桃源の郷」のデイケアを紹介された。発症から一〇年以上経っての通所ケア開始だった。

ここまでの長い期間、社会的援助を求めず自分で看てきたのは何故か。平田氏は家族としての思いをこう語る。

「アルツハイマー病という診断がおりるまで、病気についての認識が私のなかにまったくなかったものですから、そうした自分が情けなかった。家内がかわいそう。アルツハイマー病は病気です。人は病気になることもある。仕方ない。だから自分で耐えられるところまではやってみようと思ったのです」

自分が情けない。家内がかわいそう。これが平田氏の思いだった。取材後、この言葉を小澤さんに伝えたところ、このような返事があった。

「家族には、痴呆を病む人を痴呆に追いやったのは自分ではないか、という自責の念が隠されていることが少なくありません。在宅介護にこだわる夫に多いように思います。それを解き放つのも私たちの役目です」

8　「桃源の郷」でのケア開始——とまどいからの出発

こうして一九九五年からC子さんは「桃源の郷」のデイケアを利用し始める。

しかし、ケアは戸惑いからの出発だった。スタッフたちに、当時のことを振り返ってもらった。

「最初に来られた時から感情の起伏が激しくて、送迎車のなかで前の人の髪を引っ張ったり、大声をあげたり、鏡でご自分の顔を見て興奮したり……。とにかくどこからどのようにケアの手をさしのべたらいいのか、正直に言って初めはまったく分かりませんでした」（看護師）

「送迎車にすっと乗れる時もあるし、怒り出して乗れない時もありました。どういった瞬間に、何が原因でそうなるのかがまったく分かりませんでした」（介護福祉士）

「とにかく『桃源の郷』に無事来ていただいて、安全に一日を終えて帰っていただくということだけでせいいっぱいだったのです」（看護師）

「ばかばか」「ルンペン、あっちへ行け」「姑がいる」などと鏡や窓のサッシに映る像に大声で怒鳴るという鏡像現象、周囲を焦燥に巻き込むような激しい奇声、興奮、時に突然利用者に向けられる衝動行為……、周辺症状には慣れていたスタッフにとっても、初めての経験が多かったという。

9　症状の意味と成り立ち

スタッフの動揺に対して、当時、小澤さんは折々にケアの視点を提示している。それは解答ではなく問題の整理とでも言えるものだった。

「朝の迎えのバスに乗車を拒否された場合、
①自分がある行動をしようとしていたのに、それを中断されて抵抗しているのではないか。
②家にいたい、夫と別れたくない気持ち、あるいは状況の変化を拒否する心があるのではないか。
③興奮状態にあり、自分の感情に翻弄され、内的な（感情の）乱れがあった時には行動を変換するのが難しいのではないか。
④身体的な不調が隠されているのではないか」

「ケアへの抵抗」とケアプランなどへの記載では一括りにしがちだが、そこに至る道筋は違う。その見極めから何故抵抗するのかを考えてみようという提案である。
同じことが奇声に対しても語られた。

「大声や意味不明の奇声が出る場合、
①奇声を単に奇声と捉えるのではなく、何かを訴えている声として捉えられないか。
②頭痛などの身体的な不調があっても、それを訴えることができずに奇声となって発せられる場合もあるのではないか。
③周囲の声や刺激などに耐えられない場合、奇声が出ているのではないか。刺激のない静かな場所への移動によって改善しないか（感覚のスクリーニング機能の障害。現にドアの音

がガタガタしたりすると、一転、落ち着かない興奮状態に陥ることもあるという指摘があった)」

10　鏡像現象について

C子さんによって初めて激しい鏡像現象を体験したスタッフたちは、後にこの現象について次のように考察している。

①C子さんの鏡像現象が起きていた時期は、痴呆の中期から重度に移行する過渡期にあたっていた。鏡像現象に限らず周辺症状の激化は痴呆進行の証であることが多い。今までできていたことができなくなっていくのだから不安が大きいのだろう。

②鏡に映った像が自分であると理解できていない。赤ちゃんもある時期まで同じような現象が見られるから、すでに痴呆はかなり深かったのだろう。

③何故、鏡像が「変な人」や「ルンペン」に置き換わるのか。何故、鏡に向かって「ばかばか」と連呼するのか。そこには、鏡像であると認知されていないとは言っても、どこかに自分に対するマイナスイメージが隠されているのではないか。つまり、だんだん「できないこと」が増えていく自分をどこかで認識していて、どうしていいのか分からない気持ちを、無意識のうちに自分に対してぶつけていたのではないか。

C子さんの鏡像現象の理由は結局、推測の域を出ず、分からなかった。しかしC子さんのケアを通して、スタッフが、利用者の異常と思われる行動を前に、「何故なのか」「どうしてそのようなことをしているのか」と、まず考えてみるという姿勢が培われたという。もの集めの激しいAさんのケアの時より、物語を読むスタッフの考察は格段に深化したと思うのは、筆者だけだろうか。

11 「つかず離れず」のケア

理解できないからといってもケアはつづけられねばならない。集団活動にまったく参加できず、鏡像に限らず、時には人に対しても衝動的な言動が多いC子さんへの対応をどうすべきか。

カンファレンスの結果、「C子さん係」を決め、デイケアを利用する日は必ずその日の「C子さん係」がつかず離れずの姿勢を取り、マンツーマンで対応することにした。

あるスタッフは鏡の前になるべくC子さんが行かないように気を逸らす工夫をし、あるスタッフはデイケアの畳でごろんと横になったC子さんに添い寝し、ときに『岸壁の母』など、C子さんのお気に入りの歌をいっしょに口ずさんだりした。

C子さんが徘徊を始めるといっしょに歩きながら、家族のこと、昔のことなどに話題を向け話しかけた。このようなマンツーマン対応のなかで、家族の、とくに孫の話が出るとわずかながら会話が成立したり、音楽で穏やかになったり、スタッフと手をつなぐことで落ち着きが出て、笑顔が出たりすることが分かるようになってきた。

12　心地よいことを見極める

末国看護師長はＣ子さんへのケアを通して、「心地よいことを見極める大切さ」を知ったという。

「歌が好きなこと、家族への思いなど、Ｃ子さんにとって心地よいものをいかに見極めるか。そのことが非常に大切なのだと気づかされました」

同時に、「機嫌のいい時にはしっかり関わり、悪い時には少し離れる」という関わり方もこの経験から学んだという。

後日、小澤さんに、末国看護師長の実感を伝えたところ、このようなコメントが返ってきた。

「機嫌がいい時にかかわるのは大切なことです。えてして大変なケースは、どうしても悪い時にはかかわる（かかわらざるを得なくなる）のですが、機嫌が良くなると、スタッフはほっとして目を離しがちなのです。そうなると、スタッフを呼び寄せるには『問題行動』を引き起こす以外にはなくなりますから『問題行動』は強化されていくのです。

『つかず離れず』は、そうせざるを得なかったのですが（傍に寄ると不機嫌が募って、ギャーッという奇声が浴びせられ、時には突き飛ばされたり、叩かれたりすることがあったのです）、感覚のスクリーニング機能の障害に対してのケアと考えてよいと思います。ただし、『つき過ぎ』あるいは対人的距離が常に短いと、過大な刺激が加わって、かえって行動をまとまりのないものにし、不機嫌を誘発することもあります」

13　物語を紡ぐ

このようにC子さんの奇声、徘徊、鏡像現象などで当初は翻弄されていたスタッフだったが、紆余曲折を経ながらも、夫の平田氏との日々の会話などから彼女の来し方を知り、ケアを深めるという「桃源の郷」伝統の方向に収斂されていったようだ。

いっしょに歩く、いっしょに添い寝をする、そうした寄り添いのなかで、ある日、ふいにC子さんが若い頃のことを話し始めることがあったという。

「私は三四歳で、子どもも小さくてね。主人は仕事でおらんかったんよ……」

奇声や大声、「死ね！」「ウンコ！」などという意味や文脈をたどれない言葉が多かったが、時おり、「通じる会話」や「理解できる話」が出てきたのだ。

家族の話が出た時には、「どんなふうに？」とさらに水を向けると、楽しそうに語ってくれる日もある。家族から、そして本人から聞いた話がスタッフのなかに蓄積され、新たな会話のきっかけになることもしばしばだったという。

このようなケアによって、機嫌のいい日には、デイケア場面だけではなく、家に帰っても「孫とキャッチボールをしたり、テレビゲームできゃっきゃっと笑う」（平田氏）という姿が見られるようになった。ただ、やはり奇声、興奮が見られ、衣類、履き物などを投げ捨ててしまうことがある。「ばか、ばか」と叫び、自分の頭を叩くなどの行動もつづいていたという。

14　てんかん発作の出現

スタッフにはとても長い期間と思えたようだが、数か月で激しい症状、行動は安定に向かい、その反面、食事や歩行などの日常動作にはできないことが増えていった。食事の際に「食べる」という行為さえ分からなくなり、スタッフが食事を口元に運んでも、一口二口ですぐに「帰ろう」と言いだし、食事量も減ってきた。また、歩行時には体を後方に反らせるような姿勢が著明になり、転倒して頭を打つこともあった。そのため歩行が困難な時には車椅子で対応するようになっている。

その頃、自宅でけいれん発作が始まった。平田氏は当時をこう振り返る。

「最初はびっくりしました。呼吸が止まってしまうので、心臓マッサージをしました。あとで小澤先生に、アルツハイマー病のなかでもとくに若年発症の場合は、痴呆が深まるとけいれんが起きることがある。びっくりされるだろうけれど、たいていはしばらくすると元に戻る。呼吸は一時的に止まるけれど、心臓が動かなくなっているわけではない。ただ、呼吸があまり戻らないようならマウス・トゥ・マウスで少しの間、人工呼吸してあげてくださいと言われました。こうしたやり方がわかると、その後もけいれん発作は起こりましたが、気持ちの上では楽になりました」

小澤さんによれば、当時C子さんは、けいれん発作があってしばらくは、それまでの症状や行動が嘘のように静まって平穏な時期が見られたという。

「彼女の奇声をはじめとする症状、行動は今から思えば、もっとも基底にてんかん発作をも生じさせる脳障害の増悪があり、それが痴呆の急激な進行をもたらしていたのでしょう。その障害がてんかん発作だけではなく、意識あるいは覚醒度のゆれを生み、気分のゆれを生んでいた。また、その意識のゆれに伴って感覚のスクリーニング障害もあって（それにもゆれがみられて）、強い不快感を彼女にもたらしていたのでしょう。奇声や不穏、衝動的な言動はそれに対する反応という面が強かったと考えられます」

15　分かるということ

さらに、平田夫妻について小澤さんにコメントを求めたところ、以下のような話があった。

「私はやや強迫的に『分かろうとする』ことにこだわってきました（最近、つれ合いから『理解できないと言われても、人間ってそう簡単に分かることばかりしているわけじゃあないのよ』と叱られました。そうでしょうね。そのあたりが私の強迫的な所以です）。

そして、分かり方には、
(1) ストーリーを読む
(2) 横断的に、痴呆の不自由から理解する
という二つの道がある、と講演でもお話したと思います。ただ、もう一つ、身体から分かるということがあります。

何か不機嫌だったり、行動にまとまりがなくなったりして、心が読み切れず、どうしてだろうと考える時、身体の不調を考慮に入れねばなりません。たとえば、熱発前だったり、硬膜下血腫が発見されたりします。でも、日常的にもっとも多いのは便秘です。便秘が解消しただけでとてもすっきりされ、情動も安定される方が少なくありません。

C子さんは、けいれん発作の代理症としての不機嫌がその時期にはみられたのでしょう。けいれん発作の準備状態が蓄積して、それでも発作に至らない時期に発作の代わりに不機嫌や奇声が強まるのです。

分かるということを単に心的現象としてのみとらえようとすると偏った見方になります。つまり、C子さんのように、身体的基盤があったのだと後から分かる場合も多いのです。それでも、その時々に心に寄り添おうと一所懸命にケアの工夫をしたこと自体が無駄になるわけではありません。このような積み重ねが痴呆を病む人とスタッフとの関係を深めるのです。

平田さんのように身体の微妙な表情を読み、それを介護に生かすという方法は、私たちも学ぶべき方法です」

小澤さんの話はつづく。

「分かろうとする。それは私の『癖』でもあり、『桃源の郷』の伝統でしょう。でも、分からない時どうするかがケアの本質かもしれませんね。そのあたりの工夫、考えがC子さんの場合は問われたのでしょう。

一言でいえば、分かるところも、分からないところも、『丸ごと』どう引き受けていくか、の工夫です。その背景にはご主人の熱意があり、私たちはこれに応えないわけにはいかなかったのです」

16　痴呆の重度化——QOLを確保するケア

けいれん発作が最初に起きた翌年、C子さん六八歳の時に肺炎で内科の病院に入院した。その間にADLは極度に低下し、退院許可が出た時には覚醒度も落ちていて、いつもウトウトしているように見えた。歩行はむろん、座位をとることさえ困難だった。食事もほとんど入らなかったという。

平田氏は在宅介護を一時的にあきらめ、退院後、「桃源の郷」でショートステイを開始した。二週間ほどで覚醒度は上がり、夫の介助で食事もかなりとれるようになった。

しかし、座位は何とかとれるようになったが、歩行は反っくり返るような姿勢になってしまって、難しくなった。それでも平田氏は何とか歩かせたいと願った。山本PTは、自立歩行は無理と判断した。何度も話し合ったようだが、歩かせたいという平田氏の希望は変わらなかった。

山本ＰＴから相談を受けた小澤さんは、当時、こう答えたという。

「訓練は続行してください。たしかにゴールとして自立歩行は無理でしょう。しかし、歩行訓練で得られるメリットは大きいはずです。たとえば褥瘡の防止、生活圏の拡大（歩行訓練しないと視線はほぼ固定されてしまうから、視野にはいる範囲が狭くなる）、食欲の増進、便秘の防止、ケアを衣食のような最低限のケアに限定しない……。むろん、ご主人に対しては私からその意味は説明しておくから。それに、夫の夢を今すぐ潰しても仕方ないだろう」

歩行器による歩行訓練はこうして続行された。後方に倒れがちだったが、背中を押し、身体を支えながら足を交互に前方に運べるようにした。こうした積み重ねの結果、数か月で歩行器を使用してだが、施設内をかなり足取り軽く周回できるようになった。

歩行とともに、ケアの中心になったのは食事だった。「口から食べる」「自分で食べる」をケアプランの行動計画にあげ、食欲を見せないC子さんのために食事中、頻繁に声をかけ、口に氷を含ませるなどして眠り込んでしまいがちなC子さんの覚醒度を上げた。本人の好き嫌いを見分けて、ご飯を小さなおにぎりにするなど食事形態も変えた。管理栄養士も食事場面に立ち会い、スタッフとともに工夫した。

こうして、一回の食事時間に約四〇分かかったというが、ほぼ全食できるようになった。水分も頻回な補給によって、必要量が確保できた。平田氏の見事な介助に倣ったところも大きかった。

現在も回数こそ減ったが、C子さんの自宅への外泊はつづいている。

この過程で平田氏のせっぱ詰まったような、硬い雰囲気がなくなったという。今は、筆者が見ても、ごく自然に介護されているという雰囲気がある。「ボランティアサークル桃」にも参加され、他の入所者のお世話までしていただけるようになった、とも聞く。

小澤さんによれば、「五〇歳代で発症したアルツハイマー病者が二〇年間生きているだけでも希有の例だが、ここまでQOLが保たれているのはすごい！　その裏には、間違いなく平田氏の、私たちも学ぶべき的確で献身的な介護があったと考えている」とのことであった。

17　平田さんの今の思いと要望

平田氏に、今の思いを伺った。

「今は、毎日の面会がつづけられるように、自分自身の健康管理にもっとも注意を払っています。毎日面会に来るのは、ここに来ると家内と話ができるからです。家内は、私が来る時にはよく語ります。私は難聴ですから、彼女の語った内容はよく分からんことが多いのですが、それでもどういう話をしておるか、まあ、だいたい分かります。私も家内に昔の感情が残っていると思っておりますから、家のこと、家族のこと、近所のことを話します。意味が通じているかどうかは分かりません。でも、家内は相づちを打ちます。ここに来ると家内と話ができる。ですから私は来ておるのです」

C子さんと話ができることを何よりも楽しみにしている。そのために一日でもお互いの長生きを願っているという平田氏の言葉が忘れられない。

二　桃源の郷で看取ったJさんの場合
――メメント・モリ――死を避けてはいけない

二〇〇三年一二月一九日、Jさん（女性）が「桃源の郷」で九四歳の生涯を閉じた。子どもや姪、孫に囲まれ、その日勤務についていたスタッフ全員の見送りを受けて静かに旅立っていかれたという。

老健施設での死の看取りの一例を、同居していた長男の嫁Kさんの言葉とスタッフの記録から辿らせていただく。

1　姑の痴呆について―長男の嫁Kさんの談話より

主人は母（姑）が三八歳の時の子です。その前に女の子が四人つづき（一人死亡）、主人がようやくできたたった一人の男の子だったので、母は主人をとてもかわいがり、頼りにもしていました。息子は私を裏切らない。息子が絶対、という人で、結婚後も、家事から何からぜんぶ自分でしていました。主婦としての私の出番はほとんどなく、母中心に家が回り、私は補助に回るというようでした。

私が台所に立つのも気に入らない母でしたから、嫁と姑がうまくいくはずはないですよね。いろいろと最初からぎくしゃくしていました。

母は父（舅）と魚屋をやっていました。その父が二〇年近く前に亡くなり、実の娘が店を継ぎました。母は昼間、店に行って手伝ったりしていたのですが、自分が店を切り盛りしていた頃の張りがなくなったせいでしょうか、一四年前、八〇歳を迎えたあたりからイライラするようになり、「お金がない」「着物を盗った」などと言い、私のせいだと非難するようになりました。

やがて雨が降っているのに庭の植木に水をまいたり、水道の蛇口を閉め忘れて水が出し放しになり、近所の人に「水が出ている音がする」と注意されたり……。

平成七年、母がトイレで倒れて大腿骨を骨折し、三か月入院したのですが、痴呆の症状が一気に進んだようで、点滴やおしっこの管など抜いてしまうし、骨折したこと自体が分からなくてベッドに寝ていない。暴れる、夜中に大声を出す、いろいろなことがあって、入院先の病院から精神病院への転院を勧められました。

　紹介された精神病院はたまたま私の叔母が最期を迎えたところだったのですが、残念ながら私にはいい記憶がありません。そこへの転院がどうしても考えられなくて困っていたところ、こちらの支援相談員の方との出会いがあり、退院後から「桃源の郷」にショートステイとデイケアでお世話になりました。施設長は、まだ小澤先生の時代でした。

2　家族の関係を断ち切らず在宅を支える

　こうしてJさんは、退院後、「桃源の郷」のショートステイを利用することになった。ちょうどその頃、嫁であるKさんの両親の体調が悪くなり、Kさんがその介護を手伝わなければならなくなったという事情もあった。

　Jさんは、施設内ではとくに大きな問題はなかったが、自宅では、「自分は何もできなくなった。あなたはいいわね、何でもできて」などと泣き散らして、Kさんを困らせた。

　その後、デイケアに慣れてくると、デイケアでも同様の言動が見られるようになった。「私はどうせぼけて何もできないのだから」「あなたたちはいいわね。何でもできて、元気そうで」……と。

後日、小澤さんに訊ねたところによると、「Jさんは、脳血管性痴呆の典型的な方でした。日によって、あるいは時間によっても認知や情動にゆれがみられ、また情動のコントロールが難しい方でした」とのことである。

それでもJさんを在宅で看たいという家族の思いは強かった。スタッフが自宅を訪問すると、Jさんの部屋は明るく、手すりも取り付けられていて、本人のための快適な空間が確保されていた、という。

3　その後の経過

ショートステイ利用開始から約一年後。Jさん本人の状態は空腹時などに不安定になることはあるが、それでも利用当初に比べるととても安定して過ごされるようになった。施設内を車椅子で自ら移動してゴミ拾いをしたり、入所者やスタッフと会話したり、という生活であった。

家族も、「家に帰ってきても、涙を流すことが少なくなった。機嫌の悪い時もあるが、『ありがとう』と喜んでくれることが多く、私たちもうれしい」と話されていた。家族そろって外食に出かけたりもされている様子であった。

また、Kさんの両親もだいぶ体調がよくなり、そちらも一安心とのことで「ショートステイの別れ際が少しかわいそうで……」と言われ、ショート期間中に外泊されることもあった。

4　最期は熱もなく、褥瘡もなく、安らかに

亡くなる二か月前、Ｊさんを脳梗塞が襲い、体調は急激に悪化した。そして、末国看護師長から家族に「これが最後の外泊になるかもしれない」と告げられた。

Ｊさんの状態は芳しくなかったが、外泊はつづけられた。危険を伴うことも考えられたが、ご家族の思いを考えて止めることはしなかった。迎えにきた車にはクッションが敷き詰められ、Ｊさんを迎える家族の気持ちが強く伝わってきた。外泊中、長男氏はＪさんの傍らを片時も離れなかったという。

その後、Ｊさんは食事がとれなくなり、点滴で栄養補給をするに至り、大口施設長から家族に、「病院で治療する選択肢もある」と告げられた。

母親の死を受け入れがたい長男。病院の方がいいのではないかと悩む妻のＫさん。スタッフは、動揺し、葛藤する家族の声を聞き、家族が選択して決断されるのを待つことしかできなかったと聞く。

そうはいっても、意識がなくなったＪさんの保清につとめ、こまめに体位交換するなどして、褥瘡予防を図った。最後まで褥瘡はみられなかったという。

スタッフはＪさんが好きだった三味線のカセットを耳元で流し、「Ｊさん」と声をかけつづ

けた。低くゆっくりした声で呼びかけると、「命の呼び醒まし」があったのだろうか、そのたびにJさんは持ち直し、一時は声かけにうなずく反応まで甦るようになった。

5　お世話になった施設で姑を見送りたい

亡くなるまでの約二か月間、Kさんたち家族は毎日Jさんを見舞いに来られ、「お母さん、一人で死なないでよ」と呼びかけつづけた。

最期の瞬間、長男さんがJさんの手を握り、集まった家族が皆で「お母さん、お母さん、お母さん……」と呼びかけ、その声に包まれるように亡くなられた。静かに枯れ葉が落ちていくような最期だったという。

Kさんに最期の見送りについて伺った。

「亡くなる二か月前に、母は軽い脳梗塞になって左半身が麻痺しました。ひどく弱っていたので、もう駄目なのかと思いました。先生（大口施設長）や婦長さんが『病院に移りますか？』と聞いてくださったのですが、本当にいざとなった時には、こちらで見送らせてもらいたいと伝えました。

主人も、今さら病院でつらい治療を受けるよりも、これまでお世話になった暖かい施設で見送りたいと言ったのですが、それを傍で聞いていて、ああ、いいことを言うなあ、私もそうすることが母にとっても本望だろうと思ったのです。

今振り返れば亡くなる前日です。仕事帰りに『桃源の郷』へ寄ったら、母の声がとても小さく、顔の様子がいつもと違うように思え、もしかしたら……と思いました。夜、七時過ぎまでベッドの横について、『お母さん、絶対に一人で行かないでね』と手を握って言いつづけました。

スタッフの方が『私たちがみますから大丈夫ですよ』と言ってくださり、その晩は家に帰り、翌朝来たのですが、さらに母の容態がもう一歩終わりに近づいている気がして、主人に電話をしました。主人のきょうだいにも連絡をして、『お母さんがもう駄目かも分からん』、そう伝えると、電話口でみんな泣きながらすぐに来ると言います。

遠くは東京からだったので、間に合うかどうかとても心配だったのですが、最後の姉が到着したのが午後六時、そして八時を少し回ったところで母は静かに息を引き取りました。

主人も他のきょうだいもみんな揃い、みんなが母の手を握って、声をかけ、そのなかで見送ってあげることができました。職員の方もみなさん手を持って名前を呼びかけてくださって……。亡くなった時、粉雪が舞っていたのですが、とても晴れ晴れとした気持ちでここから送り出すことができました。

母は子どもの頃、両親の縁が薄く、奉公に出され、勉強が好きだったのに学校に行かせてもらえず、ずっと苦労して、苦労して、主人やきょうだいを育て、真っ直ぐに一生懸命生きてきた人でした。だから最後にこんなご褒美があったのでしょう。みんなに見守られ、人の暖かさに包まれて逝くことができたというご褒美です。そう思わずにはいられません。

葬式の時も、みんなが助けてくれて、曾孫さんまで来てくれて……。私はこれまでよく母のことで主人と喧嘩をしたり、愚痴をぶつけてきましたが、これから先、どんなにつらいことがあっても、ああ、あの母の最期を思い出せばやっていける、いい勉強をさせてもらったのだ、と思えるような気がします。

痴呆になって母は苦しい思いをしたと思いますし、私たちも苦しかった。ですが、最期にこういうお別れができたのは、私たちにもご褒美のお裾分けをいただいたのだと思うのです」

6　Kさんの心に残っていること

Kさんに「『桃源の郷』で何が一番印象に残っているか」と訊ねてみた。

「一番ありがたかったのは、スタッフの方の言葉かけですね。施設に入る時、『こんにちは』と明るい声で迎えてくれて、『無理をしたらいけませんよ』『Kさんたちが倒れたら、だめなんですよ』と、いつも私たちを気遣ってくださった。声をかけてもらえるとほっとするんです。家に籠もっていると、つい重くなってしまう気持ちが軽くなる。慰められる。何より、話かけてもらえることが一番うれしかったのです。

私たち家族には、訳の分からない人を預けて迷惑をかけているという気持ちが常にありましたから。声をかけてもらえると本当にほっとしたんです」

Kさん自身、仕事や家事で疲れ果てて、自分の親の病気や介護でも心労が重なり、Jさんの面会に行くのがつらいと思う日もあったという。それでも施設の前を車で通り過ぎてしまおうかと思う気持ちを抑えることができたのは、スタッフの言葉かけだったと語る。

そして、Kさんは次のように話を結ばれた。

「母はエネルギーのある人でした。ほっといてくれ、自分のことは自分でやる、という人でしたから、こちらがどんなに愛情をもってしても、いつもどこかで寂しい思いを常に抱えていました。若い時から自分の力で生き抜かねばならない境遇にあり、明治時代独特の生一本の人でした。

その母が生んだ一人息子が主人です。親子の強い絆を私は大切にしてきたつもりですが、それでも母は私が二人の間に割り込んできたと感じられたでしょう。私にとっては、やはり試練でした。でも、母の死をこのように看取ることができて、なんでも逃げずに向かっていくことの大事さを今は感じています。

ですから、スタッフの方々にもお伝えしたいんです。

痴呆のお年寄りをみるという仕事は汚いこともあるし、しんどいこともあるし、本当に大変なことだと思います。家族もいろいろな人がいます。矛盾を感じることも多いのではないでしょうか。

ですが、皆さんはさまざまな生き様に、介護という道を通して出会っておられます。人には、逃げたくても逃げられないレールがあって、そこを走らなければならない人たちをみていらっしゃる。それをどうか勉強だと思ってください。そして母を看取ることができた私のように、いつか道は拓けるのだということを知ってもらいたい。このことを伝えさせてほしいと思い、私どもの家の話をさせていただきました」

7　Jさんの看取りを終えて――「死を避けてはいけない」

熱もなく、褥瘡もなく、家族とのかかわりが印象的なこのような看取りを体験できたことを、ありがたいと感じると、そう語るスタッフにたくさん会った。

なぜ今回の看取りが印象的だったのか。スタッフと家族との密なかかわりがあり、そのなかで家族からJさんの、また家族それぞれの「物語」を聞く機会が多かったからではないかとあるスタッフは振り返る。

当初、老健施設でターミナルをみることに対して抵抗をもつスタッフもいた。医学的にすべきことがあるのではないか、それは私たちにはとうていできない、と。

だが、家族の強い思いに支えられて、最期には、ほとんどすべてのスタッフがJさんの死を覚悟し、ここで看取ろうという考えをもつようになっていたという。

小澤さんが施設長だった四年ほど前、初めて桃源の郷で入所者の最期を看取ることについての議論があった。その時に小澤さんが繰り返し語ったのは、「メメント・モリ――死を避けてはいけない」という一言だったと聞いた。

老健の、病院と在宅との中間施設としての位置づけと、長期にここで暮らしてきた入所者の最期をいかに「その人らしく」見送るか。最終的には常にぎりぎりの選択があるが、老人を看る施設において「死を避けてはいけない」という小澤さんの言葉が、今回の看取りで甦ったスタッフは少なくなかったと聞いた。

第六節　一〇年間のケアを振り返って

1　痴呆のお年寄りを丸ごと受け入れる雰囲気

「桃源の郷」の一〇年を振り返ると、けっして平坦な道ではなかった、と思う。開所から数年間の混乱ぶりは、すでに紹介したとおりである。また、紹介した事例も成功例というにはほど遠いかもしれない。「ケアで痴呆症状が良くなった」と結論づけるようなものでもなく、むしろ、ケアの困難さのなかでスタッフがいかに「心に寄り添うこと」を模索したか、手探りで経験を積み重ねてきたか、その経過報告である。

そうではあっても、やはり開所から一〇年という日々は、「桃源の郷」らしいケアを生み出しているようだ。取材したスタッフたちの誰もが口を揃えて語るのは、「どんなに激しい行動障害がある方でも、私たちの施設だったらきっと大丈夫」という自信に満ちた思いだった。「痴呆のお年寄りを丸ごと受け入れる雰囲気」が、ごく自然に空気のように備わっているのである。

この「大丈夫」という自信はどのような根拠に裏打ちされているのだろうか。

ある朝の申し送り。夜勤のスタッフからある入所者の行動が報告された。

「○○さんですが、昨晩、他室に入って布団をきれいに畳んで回っておられました。それを嫌がる人、うるさいと苦情を訴える方がいらっしゃらなかったので、お仕事をされているのだと考え、そのままつづけていただきました」

聞いていた他のスタッフたちから、あの方らしいなあと笑みがこぼれた。

「桃源の郷」では、開所当初、入所者のいわゆる〝問題行動〟に慌て、翻弄されることが少なくなかったが、現在は概ねどのような場合も「大丈夫」と、まず受け入れる姿勢ができているという。

そして実際、激しい徘徊も、もの集めも、重ね着も、入所して数日、長くても一か月もすれば、回数が激減し、症状が安定してくる。

ただ、事実、症状は安定してくるのだが、その理由がスタッフにも計りかねる場合がある。かくかくしかじかのケアによって良くなったと総括、分析できるケースがある一方で、スタッフ自身にも「よく分からない」ケースも少なくないのだ。

いつ頃からか、スタッフたちは、「ここには痴呆のお年寄りを丸ごと受け入れる空気が息づいているからではないか」と考えるようになった。

では、何故そのような空気、すなわち環境づくりができたのか。

それはいわゆる〝問題行動〟を〝問題〟として取り上げないというケアの姿勢がこの一〇年間で培われてきたからではないか。

それは言い換えれば、痴呆のお年寄りを一人の人間として見つめる姿勢ができているからではないかと筆者には思える。

小澤さんにそのことを伝えてみた。しばらくして次の言葉が返ってきた。

「私は『分かろうとする』ことにこだわってきました。痴呆だから分からない、と切り捨てるのではなく、いつも痴呆を病む人の世界に身を置いて考えようとしてきました。後になってようやく、ああそうだったのか、と納得することもありましたが、それでも、その時々には分からないことだっていっぱいあります。そのような時どうするかが、本当は痴呆ケアの神髄でしょう。

『丸ごと受け入れる』というのは、そう、究極のやさしさです。私が『痴呆を生きるということ』に書いた『そもそも人は理解が届かなければ人と関係を結び、人を慈しむことができないわけではない。食べる、排泄する、衣服を替える、入浴する、そういった日常生活の援助を日々つづける。そこから〝ただ、ともにある〟という感覚が生まれる。ともに過ごしてきた時が理解を超える』という文章に共感していただいた方も多かったのです。

ただ、どうすれば『丸ごと受け入れる』場をつくれるのかは曰く言い難し、ですね」

2　「丸ごと受け入れる」空気のつくり方

スタッフたちに聞いた話から、現在「桃源の郷」で実践されている「丸ごと受け入れる」場のつくり方を辿ってみた。「場」というより、「空気」といった感じだろうか。

たとえば険しい表情で一日中徘徊をつづけるお年寄りがいる。その方を丸ごと受け入れるというのはじつは容易なことではない。

この場合、「どうして？」「何故？」と疑問をもち、行動の理由を推察してみる。想像に基づいた対応を取る。お年寄りから何らかの反応が返ってくる（無視も反応の一つ）。それによって「このようなケアでよかったのだ、推測は正しかったのだろう」と考えられることもあり、まったくうまくいかず、別のアプローチを考えねばならないこともある。

このように、「理由の推測→推測に基づくケア→結果のフィードバック→再考」という地道な作業を繰り返していくうちに、結果として痴呆を抱える人たちへのケアの進め方が経験として蓄積され、スタッフはその人とつきあう〝コツ〟をつかんでいくようだった。

〝コツ〟をつかむとは、その人独特の行動パターンを知り、対応策を事前に考え、備えることができる、ということである。事前の備えがあると、生じる可能性のある問題を未然に防止したり、起こった問題を大事に至らせることなく済ませることができるようになる。そして、生き生きした暮らしを展開する道筋も見えてくる。

スタッフに蓄積されたこのような経験が増える、いわば「手札」が多くなればなるほど、「今の○○さんの症状は○日間ぐらいで落ち着くだろう」、あるいは、「こんな対応策でうまくいくはずだ」といった予測ができる。

こうした経験に裏打ちされた予測が立てられることが、スタッフの「ゆとり」を生みだし、そのお年寄りの状態が落ち着くまでの一定期間、ケアを集中的に行うことによって対応しようというがんばりの根拠や原動力にもなるのだろう。

激しい周辺症状がある入所者の方に、マンツーマンでケアにあたっている場合も、「一定期間で必ず落ち着く」という確信が底流としてある。そうなると、言動の理由を推測さえできない時期でも、「それがこの人らしさなのだ」と受け止める余裕が生まれる。こうしたスタッフたちの「私たちにお任せを」的な、どっしりとした雰囲気を、痴呆のお年寄りは敏感に感じ取って、その空気に浸り、信頼できる関係が生まれて、落ち着いていかれるのではないだろうか。

ただ、「痴呆のお年寄りを丸ごと受け入れる雰囲気」が満ちた空間は一種独特であり、痴呆のない人にとっては時には受け入れがたい印象をもたれることもあるという。ここは現実社会とは違う、しかしまったくの空想でもない、現実と空想の間にある「もう一つの世界」だとも感じる。

3　現実と空想のはざまにある模擬的世界

「桃源の郷」の入所者のほぼ全員が痴呆を抱えている。「桃源の郷」はいわば現実社会と空想世界のはざまのような空間なのかもしれない。そのあたりについて、現在、一〇周年誌の編纂に関わり、これまでの振り返り作業の直中にいる沖辺ＯＴにもう少し詳しく述べてもらおう。

「痴呆ではあってもごく初期で、日常生活にほとんど支障のない方が、ある日、ご家庭の事情で『桃源の郷』にショートステイされました。ですが、ほどなくして、『私はこんなところにいられません。ここは怖いから帰りたい』とおっしゃったのです。

私たちはずっと施設のなかでケアにあたっていて、入所者の方々にとってもっともよい生活が『ふつうの生活』だと思いがちなのですが、実際は『ふつうの生活』ではないんですよね。施設の外で暮らしている方にとってみれば、ここはやっぱり『ふつう』ではない。一種独特な雰囲気をかもし出している空間なのだと、痴呆の軽い方の指摘を受けて、あらためて私たち自身が現実世界に引き戻されるような瞬間があるのです。

だとしたら、入所者の方々も、ずっとこの模擬的な世界（小澤さんが「虚構の世界」と呼んだ世界のことであろう。筆者注）に馴染んでいただくのではなく、現実の世界に引き戻して差し上げるケアもまた必要なのかな、とも思います」

痴呆を抱える人に合わせた空間と時間は、痴呆を抱えた人にとって居心地がいい。しかし、その人たちがやがて在宅へ戻るとしたら、果たして今のままのケアでいいのかどうか……。作業療法士という専門職の立場からも、その点が老健施設「桃源の郷」の今後の課題なのではないかと彼女は捉えているようだった。

4　小澤さんに、今あらためて聞く

「桃源の郷」の取材を終え、その記録として書いた第一稿をもとに、小澤さんに一〇年間の総括をしてもらおうと考えた。しかし、「自分はもう引いた身だから」と固辞された。強いてお願いしたところ、一般論でいいのなら、と次のような話を得ることができた。最後にご紹介しよう。

「かつて、すばらしい施設だと感動しきりだった施設に何年ぶりかで訪れると、すっかり普通の施設に変貌していてがっかりすることがあります。

そう感じるのは、その施設がその時々のやむにやまれぬ状況を切り抜けるために必死で模索し、積み重ねてきたものが、確かに〈かたち〉としては残っているのだが、〈かたち〉でしか残っておらず、かつてあった情熱のようなものが喪われてマニュアル化してしまっているからでしょう。

もっとも、当初の強い思いや必然性が、日が経つにつれて〈かたち〉になってしまうことは不可避なのかもしれません。だからこそ、ケアの場には常に新たな展開がなければならないのです。守りに入り、『現状維持で』などと考えたとたんに退歩が始まるのです。

これは一人ひとりの痴呆を病む人に対するケアについても言えます。確かに、ある程度までケアが行き届けば、それ以後の痴呆の進行を抑え、ＡＤＬを維持しようと考えるのは当然のことです。しかし、生活の豊かさは常に拡大する方向でケアの工夫を重ねないと、退歩、貧困化の道が待っているのです。

話を元に戻すと、単なるマニュアル化を超えるには、日々の実践を言語化、論理化し、共有財産として蓄積していく日々の作業が要請されるでしょう。記憶はいずれ忘却されます。スタッフの入れ替えがあれば、なおのことです。

日々、新たな感激を生む職場づくり。その感激を言葉に置き換える日々の営為が求められているということです。

先日、長崎で講演する機会がありました。空港に主催者であるデイケアのスタッフが二人出迎えてくれました。初対面でした。ホテルで簡単な打ち合わせを終えると、待っていたように、二人は『先生、こんなことってあるんでしょうか』と話し出しました。

デイケアの利用者に気むずかしい、それもかなり痴呆の深い男性がおられたのだそうです。無口というか、ほとんど何もしゃべっていただけない方で、言葉数も少なくなっているのだろうとスタッフは思っていました。

その方が、デイケアを開始して間もなく、さまざまな理由で特別養護老人ホームに入所されることになりました。でも、最初は何の反応もなかったのだそうです。自分がホームに行くということも分かっていないのだろうな、とスタッフは感じていました。

ところが、いよいよ入所が近づいた頃になって、その方がスタッフの一人ひとりをつかまえて、『あんたとはいっしょに〇〇に行ったな』『あんたとこんな話をしたなあ』『みんなとチャンポンをつくったなあ。おいしかったよ』というような話をされたのだそうです。

二人は話しながら涙がとまらないようでした。私ももらい泣きしていました。

『そうだね、痴呆を病む人って、心に深く刻み込まれた情動を伴う経験は忘れていないんだよね。それを言葉にされることがなくてもね』

『桃源の郷』では、ケアの、あるいは理論化作業の新たな展開が始まったようで、うれしい限りです。かたちとしてはユニットケア、その延長線上のグループホーム構想。その際には、どちらかといえば入所部門から離れたスタッフから提起されている、地域や家族から見た『桃源の郷』のケア見直しという作業が求められていると思います。

言語化、理論化作業も一〇周年記念誌の作成や今回の取材を機に深まったようで、がんばれ、がんばれと声をかけたいですね」

二　行為動作分析で「やさしさのケア」を模索する

痴呆性高齢者通所施設「デイハウス沙羅」（伊藤美知主宰）

三重県鈴鹿市安塚町西山六三八―一六
電話（〇五九三）八二―八四九〇

第一部に収めた講演会で司会をしていたのは、三重県鈴鹿市で痴呆の人のための通所施設「デイハウス沙羅」を主宰する伊藤美知さんだ。すでに講演のなかで小澤さんが伊藤さんの活動については触れているが、聞けば、お二人は「沙羅」が開設した二〇〇一年六月から（実際は準備期間中の二〇〇〇年一二月から）、痴呆ケアについて、今日までずっとメール交換をつづけておられるのだとか。たとえば、最初の頃のメールを見せてもらうとこんなやりとりがある。

「質問が一つあります。作話、妄想、幻覚の区別が難しいのですが、どのように捉えたらよろしいでしょうか」（二〇〇〇年一二月二一日　デイハウス沙羅　伊藤美知）

「質問への回答は難しいのですが、

(1) 幻覚は知覚の異常です。つまり、見えないはずのものが見える(幻視)、聞こえない音(声)が聞こえる(幻聴)、臭わないはずなのに臭う(幻臭)、味のある物が口中にはないはずなのに味がする(幻味)、などなどです。
(2) これに対して、妄想、作話は思考の異常です。被害を受けていないのに被害を受けていると『思いこむ』(被害妄想)、配偶者が浮気していると『思いこむ』(嫉妬妄想)、俺は天皇の末裔だと『思いこむ』(血統妄想)、などなどです。
(3) 作話と妄想の違いを説明するのは、なかなかに難しいのですが、作話は分かりやすく、妄想は分かりにくい、と考えてください。たとえば、『靴がハの字に脱ぎ捨ててあったのは、おまえは馬鹿だという印だ』などと言えば、これは妄想でしょう。
　痴呆の妄想は作話的であるとよく言われます。たとえば、痴呆が進んだ人のもの盗られ『妄想』は、盗られたと言っていた物が見つかると一件落着することが多く、これは妄想というよりむしろ作話です。ところが、痴呆初期のもの盗られ妄想はなくなった物が見つかっても『こんな所に隠しておいて、意地が悪い』などといっそう攻撃的になり、対応に難渋します。こうなると、妄想と言っていいでしょう。

　でも、先に例としてあげた統合失調症にみられるような妄想に比べると、まだしも理解が容易なのです。ですから、痴呆の妄想は作話的と言われるのです。詳細は拙著『痴呆老人からみた世界』を見てください」(同月同日　小澤勲)

いったいこれまでお二人の間にどれくらいのやりとりがあったのだろう。「デイハウス沙羅」にうかがい、伊藤さんから見せてもらって驚いた。メールをA４用紙に印字したものが、厚さ二センチはあるだろうか。折々の季節をめぐる話や事務的な伝達もあるが、交わされた痴呆の症状やケアに関するQ＆Aは、すでに相当な数にのぼっていた。

じつは伊藤さんは「沙羅」を開く前、痴呆の人とのかかわりはほとんどなかったのだそうだ。

「ただ、前から漠然とですが痴呆の人に関心があって、何かあの方々の役に立ちたい、痴呆の人たちだけのデイサービスをやりたいと思ったんです」

なんとなく関心があって……人は通所施設を開いてしまったりするのだろうか。

そのあたりの事情はいくらかうかがっているので、あとから紹介しよう。とにかく、「デイサービスをやりたい！」と思ったそうなのだが、ひらめきや志だけでは何事も前に進まない。「痴呆とは何か」「痴呆の人のためのデイサービスでは何が必要か」「痴呆のケアとはどのようなケアなのか」……と、実際に通所施設を開くにあたって考えてみると、すべてが知らないことばかりである。

そのとき伊藤さんが相談した相手が、知人であり、今回の講演会のもう一人の主宰者である「れんげの里」の施設長、柳誠四郎さんだった。

柳さんの紹介で、伊藤さんは二〇〇〇年に広島の「桃源の郷」を訪ね、施設長だった小澤さんと出会った。なんと、そこで幾人もの痴呆のお年寄りと初めて出会ったのだという。

「小澤先生、初対面なのにとても歓迎してくださいました。私が痴呆に関して何も知らないというのは、先生、すぐにお分かりになったと思います。ですが、施設内をずっといっしょに歩いてくれて、この人はこういう人でね、こんなことがご不自由だから、こんなふうにケアをしてあげている……と、そういうこと一つひとつを教えてくださったんです。

そのときに小澤先生、痴呆のケアは、『やさしさがあればできますよ』と言われました。誰もがもっているやさしさがあればできるよって。だったら私でもやれそうだと思ったのですが、じつはその『やさしさ』という言葉がその後、非常に難しい課題となりました。というのも、『やさしさ』は、人によって表し方も感じ方も違うじゃないですか。痴呆の人に対してのやさしさって何だろう……、初めてお会いした日に聞いた言葉を、今もずっと考えているのです」

小澤さんとのメール交換のなかで、痴呆のケアを学び、現場で即実践に移し、試行錯誤の末に感じたことを送信し、新たな視点や課題をもらって、また現場に向かう。

開所からすでに丸三年が過ぎた今も、最初に小澤さんから投げかけられた一言、「やさしさに満ちたケア」について、考えつづけているという伊藤さんに話をうかがった。

先に紹介した広島の「桃源の郷」のルポが小澤痴呆ケア学校の報告だとしたら、本稿はその通信教育版とお読みいただいてもいいのかもしれない。

■〝薬屋のおばさん〟はソーシャルワーカー

三重県鈴鹿市。有名な「鈴鹿サーキット」から車で一〇分ぐらいのところに、痴呆単独のデイサービスを行う施設「デイハウス沙羅」（写真３）がある。

一階建ての建物の入口を入ると、すぐに福祉用具の展示コーナーがあり、専門のスタッフが受付をかねて常時控えているカウンターがある。玄関ホールを抜けて扉をあけると、窓が大きく取られ、天井がとても高い、広々としたケアルームがあり、その日は一〇人を少し超える利用者の、部屋でくつろぐ姿があった。

前日は、午後からのアクティビティとして味噌造りをしたと張り紙に書かれている。訪ねた日は、大正琴を奏でる地域のボランティアサークルの人たちの演奏会があった。

「うさぎおいし、かのやま〜」と、琴の音色に合わせてお年寄りたちのやわらかい歌声が聞こえるなか、伊藤さんから「沙羅」ができるまでのいきさつを聞いた。

「前は私、ただの薬局のおばさんだったんですよ」

一九八七年に夫の新生さんが薬局を開業した。伊藤さんは子育てをしながら店の手伝いをしていた。一九九五年に調剤薬局となり、夫以外に薬剤師の資格をもつスタッフも増えた。反面、資格をもたない伊藤さんは責任をもつ仕事ができないジレンマに陥ったという。そんなときにたまたま見た市の広報紙にヘルパー三級の養成講座が開かれるという案内が載っていた。

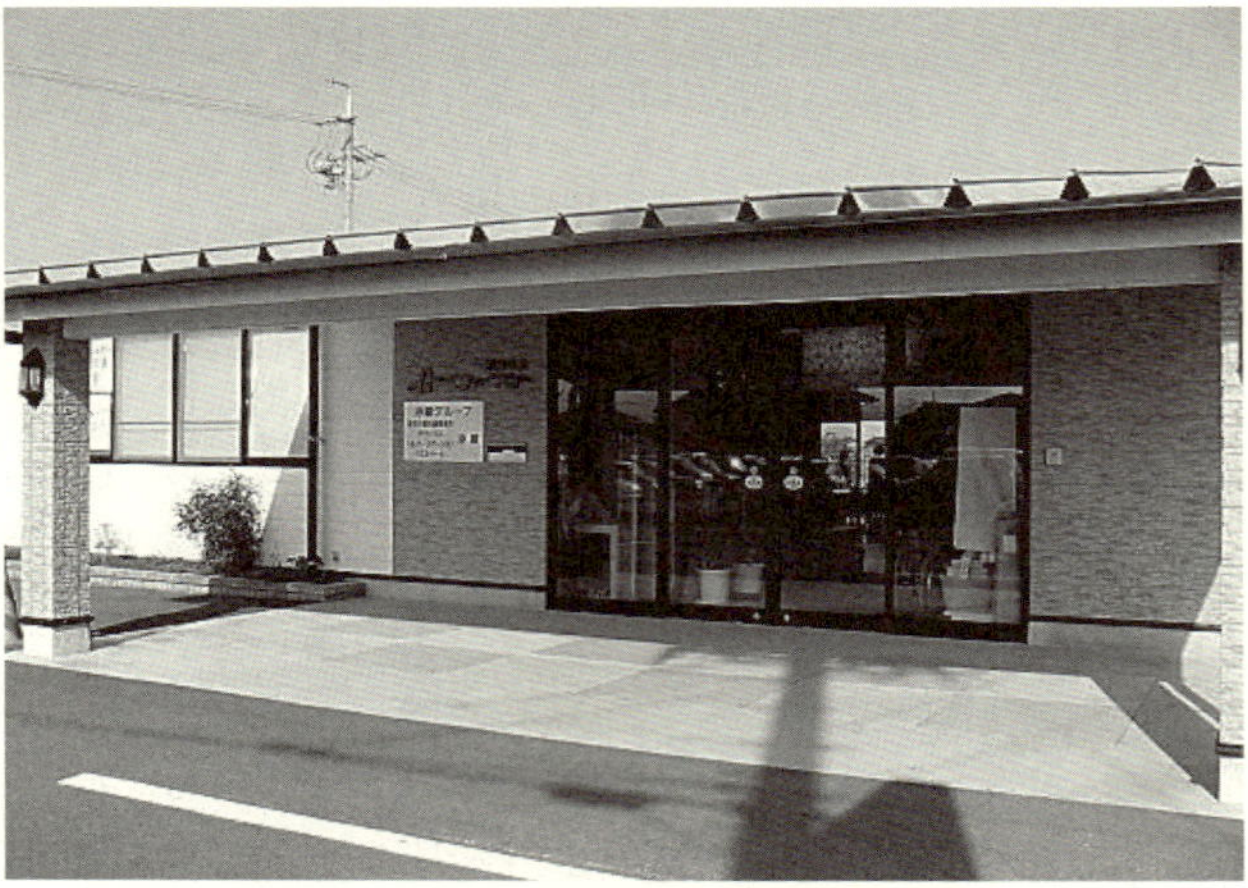

写真３　「デイハウス沙羅」外観

「大学卒業以来やっていなかった勉強を久しぶりにやったら、ああ、これは面白いなって」

伊藤さんは資格を取ったが、ヘルパーにはならなかった。肉体労働をつづける自信がないこともあったが、講座を受けながら、これなら自分でもできると、ヘルパー養成を手がけようと思い立ったのだそうだ。

新しいことを吸収する楽しさに目覚め、福祉用具の選定相談員になる研修にも参加した。もっと学びたいと思った時、介護福祉士や社会福祉士といった専門職種があると知った。

「薬屋のおばさんというのは、何の資格もないのに、毎日、お客さんのここが痛い、あそこの具合が悪い……などという訴えをたくさん聞きながら、相談業務をしています。これって考えてみるとソーシャルワークですよね。

だったら、勉強して社会福祉士の資格を取ろうと考えました。あんなに難しい試験だとは思わなかったんですが（笑）」

ヘルパーを養成するならなおさら自分が学ぶ必要があるというわけで、社会福祉士の受験資格が得られる名古屋の専門学校に入学し、わが子と変わらぬ若者たちと席を並べて一年間通った。

■学生時代に出会った若年性アルツハイマー病のダンサー

痴呆の人との直接的な関わりがあって通所施設を始めたのではないと語る伊藤さんだが、痴呆に対する関心は振り返ればいくつかあるという。

その一つは、四日市市の小山田で、故・川村耕造医師が全国初の痴呆専門の入所施設（現・第二小山田特別養護老人ホーム）を立ち上げ、そのニュースをテレビなどで見ていたこと。

「私は川村先生にお会いしたことはないんですよ。ただ、先生が痴呆の方をあたたかく見守っている映像が放送されて、それがとても印象深かったのです。映像のなかで、痴呆の人たちがお話をしていました。右の人と左の人は違う話をしているのに、なんとなく穏やかで、ゆったりと過ごしていらっしゃる。なんで先生はこんな雰囲気をつくれるのだろう。痴呆を抱えているのににこやかに暮らしていらっしゃる、少なくとも私にはそのように見えた痴呆の人たちって、どんな人たちなんだろうと、とっても興味があったのです」

痴呆単独の施設に対する関心は、一つそこで生まれた。しかしもっと遡ってみると、伊藤さんには体育大学の学生だった時に、運動療法指導の手伝いで通っていた都内のある精神病院で、忘れられない出会いがあった。

「アルバイトで週一回通っていたのですが、その時にとてもダンスが上手な女性がいらしたんです。どうしてあんなにダンスがうまいのかとスタッフに聞いたら、あの人はダンサーだったけれど、若くしてアルツハイマー病になり、この先、洋服を脱ぐことができなくなり、お風呂に入ることもできなくなるのですよ、と言うではないですか。こんなに上手に踊れる人が、いつか何もかもできなくなる……。その人のことがとても心に強く残っています」

調剤薬局を始めた頃から、夫の新生さんと伊藤さんは、「何か社会に役立つことがしたい」と話し合っていたそうだ。高齢化と少子化が話題になっていた時期でもあり、そんなこともあって市報に載っていたヘルパー三級養成講座の記事が目にとまり、それに参加して資格を取ったのだ。

これがきっかけとなり、夫婦の暮らしは大きく変わった。夫が代表を務める有限会社イトーファーマシーを母体にして、一九九九年にヘルパー（二級、三級）の養成事業を始め、翌年二〇〇〇年には介護保険の施行に伴い、介護保険関連の事業を立ち上げた。養成講座の卒業生たちが活躍できる場をと、新生さんとスタッフの薬剤師、介護福祉士がケアマネージャーの資格を取り、居宅介護支援事業、訪問介護事業、福祉用具貸与事業を始め、二〇〇〇年には一級ヘルパーの養成も始めている。

六、七年前までは、「薬屋のおばさん」だった伊藤さんは、「毎日寝る前に必ず試験問題を解く」などといった宿題を自分に課し、勉強を重ねて社会福祉士になった。これを機に、伊藤さんはヘルパー養成講座や訪問介護を行う「ヘルパーステーション沙羅」の運営に携わり、さらに「ずっと関心のあった」痴呆単独の通所施設「デイハウス沙羅」もオープンさせた。

「デイハウス沙羅」は、原則的に要介護三以上の痴呆の人を対象に定員二〇人前後。伊藤さんを除くスタッフは、看護師二名、管理栄養士一名、社会福祉士一名、介護福祉士二名、ヘルパー（二級）五名。ほぼ利用者と同じ人数のスタッフがいて、始終誰かの目が届くようになっていた。

「デイハウス沙羅」単体で考えると、これだけのスタッフを抱えての経営では収支が合わない。しかし立ち上げたばかりの痴呆単独施設なので、ケアの手が厚いことが必須だと、伊藤さんはこのような陣容にした。介護関連事業全体で収支が合えばいいという判断だそうだ。

■〝通信教育〟を受けながらケア開始

痴呆の人との関わりは、実際には二〇〇〇年に訪問介護事業を立ち上げたときから始まっている。つづいて翌年に通所施設を開くその間に、伊藤さんは小澤さんを広島に訪ねている。

訪問介護の利用者には痴呆のお年寄りも少なくない。その病や症状とどう向き合えばいいのか、伊藤さんは、「桃源の郷」時代の小澤さんに、そして二〇〇一年四月に京都の大学へ移って以降現在まで、数々の質問を投げかけ、回答や課題を返信として受け取っている。

「フェースシートの裏面は、生活歴、ケア方針の記入欄にしようと思っていますが、他にどのような項目があるでしょうか？」（二〇〇〇年一二月五日　伊藤）

「私は医師ですので、医学的情報（たとえば、既往歴、投薬内容、突発的に起こりうる身体問題など）はほしいところです。得意としていたこと（編み物、料理、暗算など）、趣味、家族との人間関係、性格なども、私たちは聞いています」（一二月八日　小澤）

たとえばこのように、お二人のやりとりは、ケアの基本となる書類の書式づくりから始まっている。

メールを介した〝通信教育〟を受けながら、伊藤さんたちは、一つずつ「沙羅」らしい痴呆ケアを模索してきたという。それはどういうケアなのだろう。一部、ご紹介しよう。

(1)　気持ちのゆれをつくらない

訪問介護事業を始めてすぐに、伊藤さんたちは困難なケースにぶつかった。

Aさん、七八歳。要介護2、両下肢筋力低下、骨粗鬆症、両変形性膝関節症、白内障があり、日常生活自立度Ａ２、痴呆性老人日常生活自立度Ⅱｂの女性である。

Ａさんは、長男夫婦の家の別棟で一人暮らしをしていた。しかし最近足腰が弱ってきて、転倒の恐れがあること、痴呆があり、火の始末に不安があること、調理や外出が一人では難しいことなどがあって、自営業で忙しく、目が届かない家族が「ヘルパーステーション沙羅」に、見守りを含めた生活支援を依頼。デイサービスへの送り出し、通院介助も希望された。しかし、まず伊藤さんたちが困ったのが、Ａさんがとじこもりがちで、人との接触を拒む人だったことだ。

「とにかく外へ出ない、出たがらない人で、人と会うのもお嫌なんですね。外に出ないのだからデイへの送り出しは難しい。とりあえずヘルパーさんに入ってもらったのですが、居室は椅子がひっくり返ったりして家具が散乱していることがしょっちゅう。トイレはウォシュレットに手をかけてしまうため、水浸しです。そのＡさんのところに通ったうちのヘルパーさんの報告を受けていたらこんな話がありました。

ある日、玄関に便があった。ヘルパーさんは、Ａさんに何も言わないでそれを片づけてきたと言うのです。散乱している家具もそうです。ヘルパーさんはそれを元通りにし、水でびしょびしょのトイレは拭いてくる。そうやって淡々と元通りにしていたら、Ａさんがだんだん心を開いてくれるようになったというのです。

ああ、そうなんだ、これって考えてみるとすごいなと思いました。玄関に便があって、それを誰かに詰問されたら、Ａさんは自分ではないと言ったり、動揺したりするでしょう。ですが、ヘルパーさんが何も言わないで静かに片づけ、まるで何事もなかったかのように生活が元通りになったら、Aさんにとっては気持ちのなかでゆれがないわけですよね。それは、痴呆の人にとっては気持ちの上でとても楽なのだろうなあと思ったのです」

当初ヘルパーに対して拒否的な態度だったAさんが、あるヘルパーに対しては心を開いていった。その理由を聞いていて気づいたのが、「気持ちのゆれをつくらない介護」だったという。生活基盤が安定すれば、痴呆の人も穏やかに暮らせるのではないか、と伊藤さんは考えた。

では、どうしたら「ゆれをつくらない介護」ができるのだろうか。

(2) 行為動作分析で統一したケアをめざす

頑なだったAさんの心を開いたのは、一人のヘルパーの配慮あるケアだった。しかしこれは多分にそのヘルパーの資質にもよる。では、訪問介護に入るヘルパー全員が「ゆれをつくらない介護」をするにはどうしたらいいか。伊藤さんはこのとき、「一日が何事もなくふつうに過ぎていけるように支援するという最低限のケア」を考えたという。

「小澤先生が最初におっしゃった『やさしさがあればできますよ』という言葉は、もしかしたら、このことかなと思ったんです。ゆれがないように支援するというのは、すごいやさしさなのではないかな、と。こじつけかもしれませんが、そう思ったのです」

やさしさのケアをいかに実践するか。その方法を思案していたとき、伊藤さんはちょうど当時、厚生労働省から出された介護手順書（「訪問介護におけるサービス行為ごとの区分等について」平成一二年三月一七日、厚生省老人保健福祉局）に着目した。

この手順書では、たとえば「トイレ利用」についてはこう書かれている。

トイレまでの安全確認→声かけ・説明→トイレへの移動（見守りを含む）→脱衣→排便・排尿→後始末→着衣→利用者の清潔介助→居室への移動→ヘルパー自身の清潔動作

伊藤さんはAさんの「トイレ利用」という一つの行為に対する個々の動作を分析し、右の手順に加えて、次の細目をそれぞれの該当個所に付加した。

・ウォシュレットに手をかけ水浸しにするため、手の位置の確認
・手洗いを忘れるので声かけ
・トイレ以外に排尿・排便があったら、ただちに片づける

こうした細目を加え、どのヘルパーが訪問しても統一したサービスができるように試みた。

「トイレに行って、排泄して、手を洗って帰ってくるという一つの行為のなかで、Aさんにはどこにつまずきがあるかをチェックしていくと、どのような手を差し伸べて、ケアをすればAさんの行為が完結するかが見えてくると考えたのです」

厚労省の介護手順書を日誌に落とし、Aさん独自のケアを付け加えて、統一した介護を行っ

た。痴呆の進行に伴い、ケース検討、担当者会議を行いながら「ゆれをつくらない介護」を試みた結果、週一回だった訪問介護が、Aさんの希望により週三回になった。当初、Aさんは常にヘルパーを見張っているような状態だったのが、訪問開始から五か月が過ぎた頃には、ヘルパーの来訪を待っていてくれるようになった。

伊藤さんはAさんのケースを通して、中核症状へのケアも深く考えるようになったという。「たとえばトイレがどこにあるのか分からなくなるという見当識障害は中核症状の一つです。けれども、そのことで困っている利用者さんに気づいたスタッフが、さっと行って、『トイレにご案内しましょう』と伝えれば、『ああ、こっちやな』と思えるじゃないですか。こちらが不自由を察知して動けば、利用者さんは中核症状を抱えていても混乱しないで済む。こうしたことを繰り返したり、深めていったらどのような成果が上がるか、それは分からないのですが、少なくとも利用者さん本人は楽だろうなと思うんです。つまずきにケアの手を差し伸べることで、ご本人、全部自分でできたのだと思っていらっしゃる方もけっこういます。でもそれでいいんじゃないでしょうか」

伊藤さんはAさんの事例を含め、いくつかのケースから、スタッフが統一的に行える痴呆ケアのマニュアルを作る必要性を強く感じたという。厚労省の介護手順書をもとに、独自の記録書式をつくることを思いつき、それについて小澤さんに質問している。

「デイサービスをする場合、朝の迎えのサービスから夕方の送りのサービスまで介護職員は、一連の流れのなかでサービスを提供していくことになりますが、利用者の個別的な動きや症状は見落とされがちになると考えています。今までは、スタッフの資質に頼ることが多かったように思いますが、それでは均一のサービス、質の高いサービス提供にならないように思います。

そこで、デイサービスの一日の流れを一つのパッケージとして、個々のデイ利用時のケア記録をチェックシートとして作成しておけば、ある程度介護者が変わっても、同じサービスの提供が可能になるのではないかと考えています。そのチェックシートは、厚生労働省のホームヘルプサービス手順書をもとに、個別の流れ（入浴や排泄介助手順など）をつくり、そのなかに、周辺症状の項目を入れたり、その対応法を入れるといいのではないかと思っております。痴呆ケアの場合、マニュアル的なものはどうなのでしょうか」（二〇〇一年一月一八日伊藤）

「一つのやり方でしょう。私たち（「桃源の郷」）も『スタッフの資質に頼る』部分が多かったのですが、最近、そればかりではうまくいかないところも増えてきて、マニュアルづくりを考えています。

今のところ、ケアプランをかなり具体的にする（たとえば、入浴の際の脱衣の仕方など）で対応していますが……。マニュアルは結局、最低限の方法の提示ですから、それにプラスアルファする、ケアの『ふくらみ』がどうしても必要になるでしょう。

痴呆の周辺症状に対しては、いいマニュアルがどこにもありません。今後の課題と考えていますが、その困難さにちょっとお手上げ状態です」（一月二二日　小澤）

いいマニュアルがどこにもない、という小澤さんの言葉を、それをつくることが一つの課題と受け止めた伊藤さんは、ヘルパーを、「自分が出来なくなったことを自然に補ってくれる存在」と考えた。そして、個々のヘルパーが統一したサービスを提供できるような書式（**表1**　この書式は、要介護度2、日常生活自立度A2、痴呆性老人の日常生活自立度Ⅱbの女性Aさん、七八歳のもの——筆者注）を考案した。

そして、そうした取り組みと成果を「痴呆高齢者へのホームヘルプサービス」としてまとめ、二〇〇二年度の日本痴呆ケア学会で発表した。

伊藤さんはこの口演で、同学会の優秀演題発表者に対して送られる石崎賞を受賞した。（ちなみに二〇〇三年度の日本痴呆ケア学会でも、さらに行為動作の分析に基づいたケアを押し進め、「痴呆性高齢者行為動作分析から生まれる介助法」について発表し、同賞を受賞している）。

■「追いつめない介護っていいよ」

二〇〇一年六月に通所施設の「デイハウス沙羅」がオープンした。

表１　介護手順書　書式

サービス手順表

作成年月日	年　　月　　日	利用者　　　A　　　様
介護種別　《　　　　　　　　》		

□　サービス準備・記録等
健康チェック
□　利用者の安否確認、顔色・発汗・体温等のチェック　□　足のふらつき　□　会話　□　行動　□　様子 □　喫食確認
環境整備
□　換気、室温・日当たりの調整、ベッド周りの簡単な整頓等　□　居室の散乱状態
□　相談援助、情報収集・提供
□　サービス提供後の記録等
排泄介助(トイレ利用)
□　トイレまでの安全確認　□　声かけ・説明　□　トイレへの移動(見守りを含む)　□　手の位置の確認
□　失禁・失敗への対応(汚れた衣服の処理、陰部・臀部の清潔介助、便器等の清掃)　□　手洗いへの声かけ　□ヘルパーの清潔動作
通院介助
□　声かけ・説明　□　病院に行くための準備(診察券、お金、鍵を黒いかばんへ)
□　車椅子の準備　□　声かけ・説明　□　ブレーキ・タイヤ等の確認
□　車椅子に座っていただく(見守り)　□　座位の確保(後ろにひく、ずれを防ぐためあて物をする等)
□　フットレストを下げて片足ずつ足を乗せていただく　□　気分の確認　□　戸締り
□　安全移動のための通路の確保　□　声かけ・説明
□　移動(車椅子を押す)　□　気分の確認　□　会話(季節の確認、知り合いとの会話)
□　受診等の手続き　□　院内の移動介助　□　支払い　□　薬の受け取り(調剤薬局)　□　お参りへの声かけ
服薬介助(居室机の上に薬と容器)
□　水の準備　□　配剤された薬を容器に入れる(ヒートシールから出しておく)　□　確認
自立生活支援のための見守り的援助(自立支援、ADL向上の観点から安全を確保しつつ常時介助できる状態で行う見守り等)
□　更衣等の見守り(必要に応じて行う介助、転倒予防のための声かけ、気分の確認等を含む)
□　利用者と一緒に献立を考えながらながら行う調理(声かけを含む)
□　移動時、転倒しないように側について歩く(介護は必要時だけで、事故がないように常に見守る)
掃除　(大きな音を立てないように) 道具・洗面所
□　居室　□　玄関　□　トイレ　□　卓上　□　廊下　□　台所　□　風呂　□　洗面所　□　ゴミだし(トイレ使用時)　□　後片付
洗濯　(脱衣所)　洗剤・洗濯機の脇
□　洗濯機　□　洗濯物の乾燥(室内物干し、乾燥機)　□　洗濯物の取り入れと収納(衣装箱)
衣類の整理・被服の補修
□　衣類の整理(夏・冬等の入れ替え等)　□　被服の補修(靴下は常に確認のこと)
ベッドメイク
□　利用者不在のベッドでのシーツ交換、布団カバーの交換等　□　布団干し　□　布団のチェック
一般的な調理、配下膳
□　配膳、後片付け(食器類・本人いないときに洗うこと)　□　一般的な調理(魚・切り身を煮る、お米・カップ１杯で２メモリ)
買い物
□　日常品等の買い物(お金・本人ただし１万円札を出すので注意)
その他
□時間の確認　□　次回ヘルパーの確認　□　追加の食事

介護時に留意すべき点

○　痴呆の進行が見られるので、常時、状態把握につとめ、変化を見逃さないようにする。○　食事を安定して提供することにより、信頼関係をつくりながら、安心して生活が送れることを意識していただけるようにする。

○　居室等整頓に気を配り、安全な居住にする。○　周辺症状が出ていても、問いかけをせず、室内をもとの状態にもどす。

評価

デイサービスの現場では、最初から、「いきなりすごい人がきたね」と、伊藤さんもスタッフもさすがにびっくりすることが多かったという。

たとえばある利用者は、朝来所してから、夕方帰るまでに一日二〇〇回は「お茶をちょうだい」と、繰り返したという。この場合どうするか。伊藤さんはスタッフにお茶を催促されるたびに出すように指示した。飲んでも飲まなくても、とにかく出す。これを徹底させたところ、何かが満たされたのか、理由はわからなかったが、「お茶ちょうだい」は減っていったという。

また、ある人は「トイレ！」を連発する。そのたびにスタッフが誘導し、排泄介助を行う。実際には出ない場合が多いのだが、それでもとことんつきあう、というやり方を試みた。

多くの場合は新人スタッフが研修もかねて、徹底的につきあう係になる。ある時、新人スタッフが担当した男性利用者が施設の庭に出て、フェンスをよじのぼり、外へ出ていこうとした。フェンスの向こう側には「ザル池」と呼ばれる池があり、フェンスを越えて闇雲に前進すると危険なことになりかねない。新人のスタッフは、「あぶないから降りましょう」と声をかけた。もちろん、そんなことでよじ登ろうとする男性の手足の動きは止まらない。

「あなただったら、どう言ってみます？」と、伊藤さんはふいにこちらを見た。

「……、おやつにしましょうか」などと声をかけ、何かで気を逸らすことしか思いつかない筆者。

「私は、これは〇《マル》だなと思う答えが一つあるんです。それはうちの看護師が言ったのですが、利用者さんに向かって、『○○さん、どこに行かれるんですか？』と聞くというのです。だって、どこかに行きたいから昇るのでしょう？　そんな時、『どこに行かれるんですか？』と聞かれると、ふっと手がゆるむ。はっとするわけですよ。その時に、『危ないから降りてください』と言えば、その方も素直に降りてこられるじゃないですか。

『どこに？』と聞いた看護師は、他の場合でも、よく利用者さんに『何をしたいんですか？』と聞いています。それは相手を尊重しているということですよね。こういう介護こそ、私が小澤先生から教わった介護でもあるのです」

「デイハウス沙羅」が始まった最初に小澤さんからもらった言葉は、「追いつめない介護っていいよ」というものだったのだそうだ。

「たとえば徘徊して外に出ようとする人がいます。出て行かれては困るということで、自分が立ちはだかってバリアになったり、もっとひどい場合だと、ベッドを扉の近くに移動させ、利用者さんが外に出られないようにしてしまう。これもバリアですよね。しかし結局、行けないという欲求不満を生み出すだけでしょう。こういうバリアをつくるケアは駄目だと思うんです。

足を骨折してギブスをしている利用者さんがいます。病識がないため、立って歩こうとする。それを一生懸命止めようとして空回りするスタッフがいますが、そういう時に、私は違うなあと思うんです。足を折っているのに、その方は立った。それってすごいなあと思えるスタッフが私はほしいんです。立ったのはすごい。でも、ちょっと休みましょうかと、そんな声かけができるスタッフがほしい。それが『追いつめない介護』ではないかと思うんですよ」

二〇〇回のお茶出し、頻回な排泄介助、バリアではないケア……、こうしたやさしさのケアを自分で考えることを求められる職場は、肉体的にも精神的にもハードである。伊藤さんの話は理解できるが、スタッフにとってはなかなか厳しい現場なのではないだろうか。

「それはそのとおりなんです。ですから、開所時から残っているスタッフはごく一握り。スタッフの出たり入ったりは多いと思います。でも、その積み重ねがあって今があるのです。こうしたケアを大変だと思ったら、その人はつぶれてしまう。ですが、これを大変だと思わず、楽しめる、がんばれる、なかにはそんなふうにマッチングする人もいます。そういう人たちが一人、二人と残ってくれて、やがて『沙羅』らしいケアが出来ていくのだと思っているのです」

■「低い閾値を当然としないでください」

「デイハウス沙羅」の玄関には鍵がかかっていない。歩き回り、外に出ていこうとする利用者もいるが、福祉用具の貸与相談も兼ねている入口カウンターのスタッフが、それとなくお年寄りをフォローし、ケアルームに誘導するようにしているのだとか。

もっともなかには、それでも外に出てしまう人もいる。しかもその人が健脚でよく走る人だったら、ついていくスタッフも大変だ。伊藤さんも息が上がるほど走って、それでも追いつかず、気が付いたら利用者がちょうど来たバスに乗ってしまったということもあったそうだ。

そんな日々のことを伊藤さんは小澤さんにメールした。

「昨日、利用者が出ていって、バスに乗ってしまいました。以前からケアルームでじっとしていない方で、追いかければ逃げ、全速力で走り回る人なのですが、追いかけている最中にたまたまバスが来て、ドアが開いているところに出くわし、乗り込んでしまいました。必死になって追いつき、『お金がないので乗って行けないよ』と言って降りてもらいましたが、また、逃げる、追いかけるを繰り返す。最終的には工場のなかに入っていき、そこで手を握りしめたという結末でした。

不思議なことに、あとは何事もなかったかのように車でケアルームに戻り、食事をしました。分かってはいても狐につままれたように感じています。きっと走っている途中で、どれだけ走っているのか分からなくなるのでしょうね」（二〇〇二年六月一日　伊藤）

「追いかけっこをその方は楽しまれたのでしょう。伊藤さんのことだから、『この人は取り押さえたりしなかったら、どこまで行くのだろう』とやはりゲーム感覚で追いかけっこされたのではないですか。伊藤さんは必死だったのかもしれませんが、それでも二人でゲームを堪能されたのでしょう？　ですから、あとは何事もなかったように帰って来られたのです。それにしても、まったく正直に言えば、デイサービスでケアできる範囲を超えた対象をみておられるような気がします。でも、当面はそれでいいのです。いつか限界はきます。しかし、あまりに早く限界を見定めてしまって、低い閾値を当然としないでください。今は、がんばって、としか言えません」（同年六月二日　小澤）

低い閾値を当然としないでください——この言葉を受けるように、伊藤さんたちの活動は現在もつづき、「デイハウス沙羅」は四年目に突入した。

ただ、最近はあまりに困難なケースばかりの相談が相次ぎ、小澤さんのメールは、「ある程度、歯止めをかけないと、スタッフがもたないよ。それも管理者の役割です」というメッセージの方が多くなっているようだ。

「でも、うちでしかみてもらえないと頼って来られる方をむげにお断りできませんから」と、その都度、伊藤さんは応えているらしい。

「今、私たちが『沙羅』で求めているのは、『暖かい風に包まれ、お互いが響きあい、共鳴して活動が生まれる』ようなケアです。これは小澤先生の本（『痴呆老人からみた世界』）のなかにあった一節です。そういう雰囲気をスタッフ全体でつくりあげたい。ここでは何をしてもいいし、私たちがいるから安心してくださったらいい。そういう空間を確保するために、どのような介護の技術がいるのか、それを探求して明示する。それが小澤先生のおっしゃった『やさしさのケア』につながると思うのです」

三　痴呆も自閉もかかわりはいっしょやと思った

知的障害者更生施設「れんげの里」（柳誠四郎施設長）

三重県度会郡大宮町滝原字沼一一九五―一
電話（〇五九八）八六―三九一一

「痴呆と自閉、僕はかかわりやケアはぜんぜん違うと思っていたのが、小澤さんの話を聞き、クリスティーンさんの本を読むと、こんなに重なるのか、というのがまず驚きでした」

こう語るのは、第一部で紹介した講演会を主催したお一人、自閉症を抱えた人たちの更生施設「れんげの里」の施設長をつとめる柳誠四郎さんだ。

痴呆症と自閉症、この二つにおいて重なるケアとは、どのようなケアなのだろう。

講演のなかにもあったが、小澤さんと柳さんの交友は長い。柳さんによれば、小澤さんは「痴呆の小澤」ではなく、「自閉の小澤」なのだそうだ。精神科医として長く自閉症にも取り組んできた小澤さんの軌跡を知る人として、また、小澤ケア理論に大きな影響を受けた人でもある柳さんにあらためて話を聞いてみたいと思った。

津での講演会があった後、しばらくしてから柳さんに会いに「れんげの里」を訪ねた。

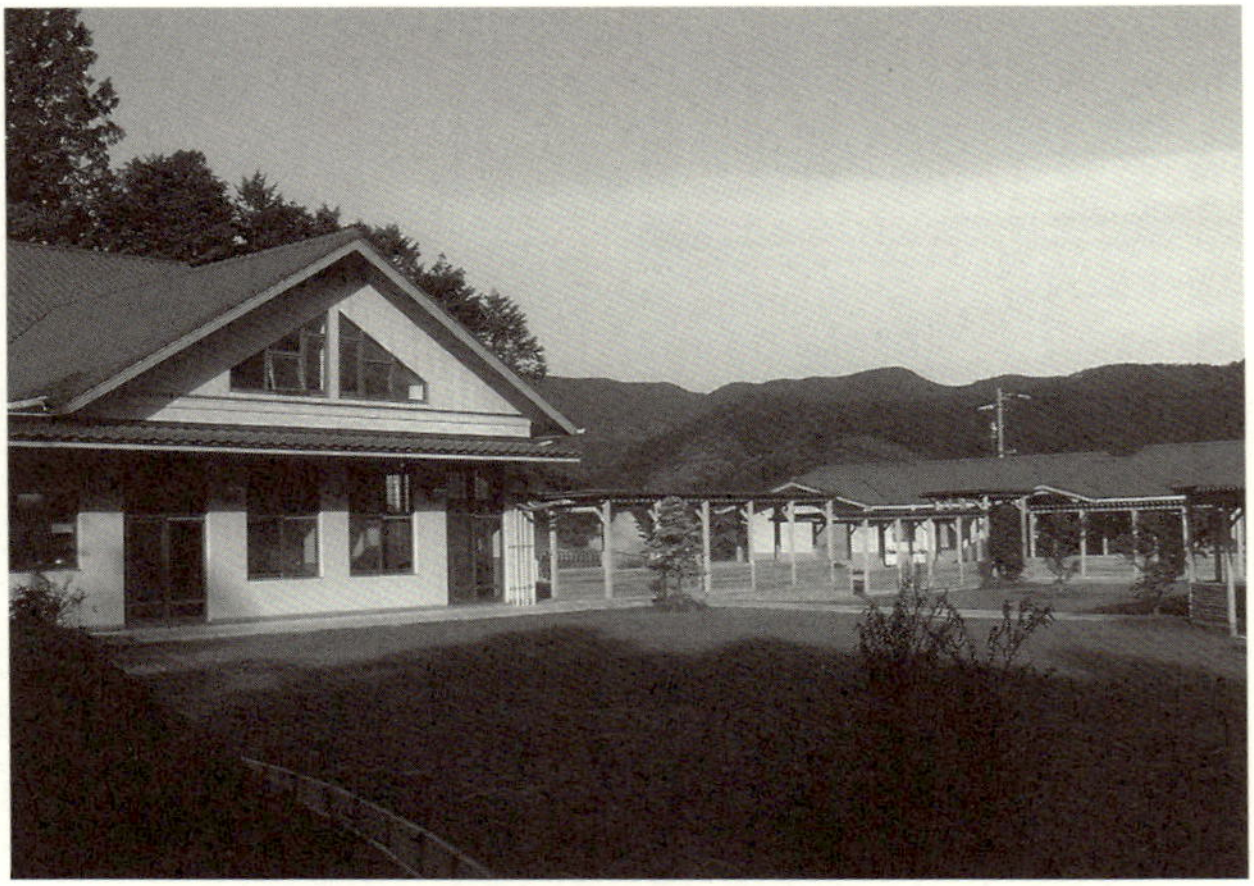

写真４ 「れんげの里」外観

小澤さん、違うんや

国道沿いに真っ直ぐ伸びた杉の木立が並ぶ、ここは三重県度会郡大宮町。伊勢神宮の別宮である瀧原宮のほど近く、山林の間を縫うようにしてある小高い平地の一角に、二〇〇一年四月、自閉症者を中心にした人たちが生活する施設「れんげの里」が誕生した（写真４）。

坂道を上っていくと門があり、なかに入ると正面に墨字で大きく「やるき」と書かれた一枚板が掛けられた木造二階建ての管理棟が目に入る。その隣から奥にかけて芝生の庭が広がり、それを囲むようにして、やわらかい色調の木々がふんだんに使われた平屋の小舎が四棟建っている。

背に山林の木々が控え、前に芝生の淡い緑が広がる涼やかな空間に、すっと溶け込むようにして建つ家々に、私が訪ねた二〇〇四年二月には、一七歳から五七歳までの自閉症者を中心にした男女三九人が、「サポーター」(支援員)と呼ばれるスタッフとともに暮らしていた。

一棟一〇人の利用者それぞれに個室があり、台所とリビング、風呂場、洗面所などが備わっている。まるで大家族の家のような建物だ。各棟の入口にも看板が掲げられていたが、こちらはぐっと楽しげで、「のんき」「こんき」「げんき」「ゆうき」と伸びやかな文字があった。

夕食後、「のんき」棟や「こんき」棟を訪ねさせてもらった。就寝前のリラックスタイムだったのだろう。テレビを見る人、リビングにある畳のスペースでくつろぐ人、ジグソーパズルを組み立てる人……、話し声がなかったからかもしれないが、そこには静かな夜のひとときがあった。

ある棟では、ときおりびっくりするほど大きな声をあげながら、廊下を言ったり来たりしている利用者の男性も見かけたが、きっとそれもふだんのことなのだろう。彼がいて一つの家というふうに、それぞれの〝家族たち〟の時間があった。

「れんげの里」は自閉症の子どもをもつ親たち三十数家族が資金を出し合い、寄付を募り、よりよい施設をめざして勉強会を重ね、土地確保に奔走し、地域へ根気強く協力を求めるなど、すべての過程にかかわって実現させた施設だ。

「だから、『れんげの里』は親たちが建てた施設。小澤さん、講演のなかで僕が頑張ったみたいに言うてくれはったけれど、それは違うんや」

そう語る柳さんは大学卒業後、京都の障害者施設等で七年間、施設職員として働いた。そうした日々のなかで、のちにご本人の言葉で語っていただくが、「入所施設を否定的に捉える」

ようになって、出身地の三重県尾鷲市に戻り、知的障害者のための無認可の通所施設を立ち上げる。その活動が高く評価され、五年後に公立の通所施設として拡大し、無認可と認可合わせて二五年、知的障害者の通所施設の指導員や施設長をつとめてきた。

その柳さんと、すでに一〇年以上前から、自分たちの子どものための施設をつくりたいと運動を続けてきた親たちとの出会いがあり、「れんげの里」はできたという。

施設を見学された小澤さんは、柳さんに、「ここは自閉しても生きられる施設」だと伝えたという。つまり、障害をもった人がありのままで生きられる所だ、という言葉を贈ったのだ。

しかし、柳さんは、その言葉に喜びを感じながらも、いくらか戸惑ったという。

ここが親たちの頑張りによって初めて実現した施設であるということとともに、戸惑いの理由はもう一つあった。ことがスムーズに運ばず、施設建設を断念せざるを得ないのかと繰り返し絶望の淵に立たされ、それでも家づくりに奔走してきた親たちにとって、「れんげの里」の完成は一つのゴールであった。しかし、柳さんにとって「れんげの里」は決してゴールではなく、自閉症をかかえる人たちが親元を離れ、地域で暮らす第一歩、スタートに過ぎないと考えていた。ゴールにたどり着いたと安堵する親たちと、ここがスタートなのだという自分の思いをどう互いに分かり合えるか、そうした複雑な思いを抱えながらの出発だったのだ。

「小澤さんはそこらへんよく分かってくれているんだけれど、でも、講演では施設をとってもほめてくれた。うれしかったけど、でも、違うんやっていう思いもあったんです」

そんなふうに話される柳さんの思いを、ご自身の言葉で紹介させてもらいたい。

橋をかける　光をあてる

「れんげの里」施設長　柳誠四郎氏インタビュー

■「誠四郎君」と呼ばれて

三〇年近く前の話からさせてもらいますね。

僕はずっと障害者の施設で働いていたのですが、あるとき、三重県の知的障害者の施設に見学に行ったんです。そうしたら施設の利用者の一人から、突然、「誠四郎君」って呼ばれました。誰かと思ったら、小学校の同級生だったT君じゃないですか。

僕らは子どもの頃、すごい田舎の小学校に通っていて、一学年一九人で一年から六年まで兄弟みたいにしてずっといっしょに暮らしてきたんです。T君は知的障害があったけれど、それほど重い障害ではなかった。でも、いつからか知的障害者の施設に入っていたんです。その彼が、見学に行った施設にいて、「誠四郎君」って、僕を呼んできたんです。ここで彼と久しぶりに再会したわけですが、そのときに僕の背中がぞーっとしたんです。寒うなった感じ。今でもしゃべるだけでぞっとする感覚があって、そのことに僕はずっとこだわったんですよ。

当時僕は、知能検査なんかに興味がありました。技術を身につけて、障害者を回復させたい、教育したい、訓練したいと思っていたんです。そうすることが彼らの幸せやと思っていたということかな。よく、「何かしてやろう」という気持ちがそもそも間違っていると言うけれど、僕は間違っていないと思う。今でも困っている人がいたら、何かしてやろうと思う気持ちは大切だと思うし、そういう気持ちがなかったら何ができるって思っている。ただ、当時は障害をもった彼らに、自分の技術を磨くことによってきちんとした教え方や訓練ができれば、彼らはきっと幸せになると思っていたんですよね。

今も、そのような考え方を全面否定はしていませんが、それが僕のなかの「部分」になっていったんです。ああ、僕の見方は違っていた……と思ったのが、T君に「誠四郎君」って呼ばれた時でした。いっしょに暮らしていた人がぽんと向かってきた時に、僕の見方は、いっしょに生きる者の見方ではなかったな、と。

小澤さんが書かれるもののなかに、僕がT君と再会して実感したこととよく似た文章が出てくるんです。「専門家」と呼ばれる人たちは、対象となる障害者を眺めて、分析してきたりしたけれど、いっしょに生活するというところ、共感するというところに立っていない。そういう指摘を小澤さんはされている。小澤さんの本にはそういうことがたくさん書かれているんです。

■小澤さんとの出会い

小澤さんは京大医学部を出られて医者になったあとも、大学の研究室に出入りしていて、そこで勉強会をしておったと思います。僕も時折参加していたのですが、精神医学の勉強会だったかな。てんかん発作のことなんかも勉強したような気がするけれど、なんやったか憶えていないんですが。

小澤さんと僕の結びつきが深まったのは、知的障害者のＫ君のことでした。Ｋ君は近くにいる人をいきなり殴ったりすることのある人で、ある時、キャンプに行った先で、瀬戸物でできている蚊取り線香のブタがあるでしょう、あれでそばにいた人を殴って、幾針も縫う傷をつけてしまった。そういう出来事がつづいたんです。そのＫ君の処遇をどうするかということになって、施設のなかでさまざまな議論が起こりました。

僕は、Ｋ君の暴力は彼が今置かれている状況に対する問題提起なのだという捉え方をしました。当時の施設というのは、今もひどいけれど、もっとひどかった。たとえば一〇〇人の人が同じ部屋で食事をして、暑くてもなんでもいっしょに詰め込まれている。だから、そのなかで苛立つ人間がいても当然といえば当然なのであって、僕はそう受け止めたんです。

しかしそのように理解しようともＫ君の暴力は止まらなかった。彼を精神病院に入院させるべきだという意見が大勢になって、ある日、強制入院させざるを得なくなりました。

僕もいっしょに彼を当時開放処遇として有名だった精神病院に連れて行ったんです。閉鎖病棟ばかりの精神病院ではなく、開放病棟がある精神病院ということで、そこならばと連れて行った病院だったのですが、その病院の副院長がこう言ったんです。

「君たちは彼をここに連れてきたけれど、彼のような人を精神病院での入院治療で治すということはできないんだよ。君たちがみられないからここに入れるだけなんだよ」

副院長は六〇年安保で京都府学連の副委員長をやった人物だったと思うんですが、その彼が、入院はK君の治療にはつながらないと言う。病院というと、病気を治すところだという気持ちになってしまう。だから、自分たちがみられなくなった人を入院させることが許されると思える。ところが、副院長は、「そんなもん嘘や、幻想や」と言うわけです。

ここで一つ、僕はぼんとつぶれてしまう。副院長の言葉は、ある意味では僕自身でもそう思っていた通りの言葉でした。しかしそう言われても、受け止められない。実際、施設にいたら、K君は横にいる人をいきなりバンと殴ってしまう。そんな彼をどうしたらいいか。彼を縛るべきなのか。鍵がかかった部屋に閉じこめるべきなのか……。僕たちは夜中までずっと議論しました。何十回と議論したと思います。

僕は鍵をかけざるを得ないという立場を取りました。あの時代ですから、もっとラジカルな人たちがいて、殴ってもいいんだ、傷をつけたっていいんだ、という発想の人もいました。それがK君の問題提起なのだ、と。でも僕は、それは絶対に受け入れられませんでした。

結局、副院長の「ここは彼を治すところではない」という言葉が心に残り、僕たちはK君を施設に連れ戻すことにしました。精神病院に措置入院させるということは、僕たちの心が痛まないところに閉じこめてしまうことなのだ、と考えた。鍵をかけるなら、僕たちが鍵をかけたという痛みを感じる場所でかけなあかんと思ったんです。

僕がK君を一度入院させた病院から無理矢理連れ帰ってきた時、小澤さんがその夜、駆けつけてくれました。K君を施設に連れ帰ってきた僕たちは、K君と部屋に閉じこもって、もうバリケード封鎖しているみたいな雰囲気だったんですよ。そこに小澤さんが来てくれて、どんな言葉だったか、励ましてくれたんです。K君の状態に対する医学的なアドバイスもしてくれた。そうだ、あの時、小澤さん、カンパもしてくれたんですよ、籠城するなら金が要るだろうって。

でも結局、すぐに負けたんですよ。僕たちでみることができなくなって、病院にやはり入院してもらうことになったんです。思えば、あの頃問題として立てたことが、今になっても何にも解決できていないんですね。しかしともかく、小澤さんを強烈に憶えている最初が、K君とのことだったと思います。

■〝向こう側〟の世界を受け止めた人

小澤さんの自閉症の学会での位置づけをご存じないですか？　小澤さんは、それまでの自閉症に対する医学界の権威に挑戦した方なんです。

というのも、僕が小澤さんについて自閉症の学会に行っていた一九七〇年代当時、まだ、自閉症は親の育て方が原因だという説がずっとありました。自閉症児の親たちはいつも悪者にされて、本当に孤立無援でした。そういう時に、ある自閉症児のお母さんが学会に来て、会場で発言したんです。

「あなた方は、私の子どもが自閉症だと診断してくれました。ですが、その後、いったい何をしてくれたんですか？」

小澤さんはこの母親の言葉をぼーんと受け止めた人です。すごくきちんと受け止めた。そして自閉症について本当はどうなのかということを臨床のなかで考え、研究し、論文を書き、自閉症の概念について、その時代の権威者たちと対決したんです。

先日の津での講演会でも話させてもらいましたが、昔、小澤さんとこんな会話をしました。自閉症の人は人と目が合わないと一般的に言われている、そんな話をしたら、小澤さん、自分の顔に手をあてて、指を少し開いて、「こうして指の間から眺めている彼らをどう説明するんや？」と僕に聞いたことがあるんです。

自閉をもつ彼らはどんな世界に住んでいると思う？　小澤さんはいつもそう言っていました。こちら側から眺めて分析する視点とは違って、彼らはどんな世界に住んでいるのか、そこから理解しようという姿勢はずっとあった。それが痴呆の人たちへのケアでも一貫しています。

来日されたアルツハイマー病のクリスティーンさんは、当事者、すなわち「向こう側」から発言した人ですよね。小澤さんは彼女が語ってくれたあの世界が、それを聞く以前からずっとあるに違いないと、そういう考えをもっていた人です。それは自閉症に対しても同様でした。

最近、自閉症の人たちのなかからも、彼ら自身の世界を語る発言が出てきました。「高機能自閉症」という、知恵が遅れていない自閉症の人たちが、自分たちがどういう世界に置かれているのかということについて本を書くなどして発言しだしたんです。高機能自閉症の人たちは、僕たちに通じる言葉で語ってくれる。だからさしあたって、言葉でやりとりできない自閉症の人たちがどういう世界を生きてきたのか、それを考える糸口ができたのです。

クリスティーンさんの話も高機能自閉症の人たちが書く文も、同じ位置づけで捉えられます。彼らの世界からの発言なのです。小澤さんはずっと前から、そのことを想定されていた。彼らの世界があるのだ、と。

それは僕が見学に行った施設で、利用者の側にいたT君から「誠四郎君」と呼ばれて触れたあの感覚に通じています。対象を眺めて分析するのではなく、その人の生き方のなかに入って共鳴するみたいな姿勢、それが小澤さんにはずっとあるんですよね。

つまり、「治す」というよりも、「この人は今どんな世界に住んでいるんやろ?」「どんなふうにしたらもっと生きやすくなるんやろ?」、そういうふうに考えて支える。痴呆とは何かと〝正しい分析〟をすることはできるけれど、本当は寄り添っていくケアが大事だという視点を、僕は小澤さんって、昔からもっていた人だと思います。

■自閉に対する配慮より、人に対する配慮を

僕は知的障害者の通所施設をやっていて、いろいろなところに講演に行ったりもしたのですが、その一つに、自閉症の子どもたちのための「あすなろ学園」（三重県津市）がありました。十亀史郎さんという自閉症でとても知られたお医者さんがおられたのですが、その人を中心にして自閉症児の関係者たちが頑張ってつくった学園です。

そこでの僕の講演を聴いていた保護者さんたちのなかに、我が子が大人になっても暮らせる施設をつくろうとしている人たちがいて、いっしょにやってもらえないかと言われたのが、「れんげの里」にかかわった最初です。

親たちはなぜ施設をつくろうとしたのか。やっぱり自分たちが亡きあと、子どもたちがどうなるか、その心配がいつもベースにあるんですね。それと、自閉症の特殊性に配慮した施設がほしいというのもあります。子どもの場合は自閉症児施設という区分があるのですが、成人にはないのです。ですから、「れんげの里」も区分上は知的障害者更生施設なのです。

たとえば自閉症の場合、人によってはまわりに音がいっぱいあると必要な音に焦点を合わせたり、集中することができないといった特性があります。同じことが痴呆でもみられると今回の講演で教わりました。

知的障害者の施設だとこういう特性に配慮した支援はなかなかできません。やはり自閉症

の人のなかには部屋や廊下の壁などに頭突きする人がいます。ここ「れんげの里」も、完成してすぐに頭突きで廊下が壊れました。そういうことがあって、知的障害者への対応と同じようにしようとするとなかなか受け止められないところがあります。自分の子どもが障害ゆえに敬遠されることを知っている親たちは、自分たちが死んだあとが不安で仕方がない。だから自分たちでつくろうと考え出したんです。

それではどういう建物をつくるかという話ですが、自閉症の特異性に対処するという発想は、親にも僕たちにもありませんでした。それより、できるだけ普通の生活に近いようにしたいという気持ちが強かったと思います。それが全個室だったりするのです。

当時三重大学建築学科におられた中祐一郎教授に設計を依頼したのですが、親も交えた話し合いをした時、中先生がおっしゃいました。「要は普通にしたらいいんだね」と。

僕とかつていっしょに同じ障害者施設で働き、その後も重度心身障害者施設での経験が長い三浦敏朗さんに、「れんげの里」の事務長として来てもらったんですが、彼なんかは、「管理しにくい施設にしよう」と考えたんだと思います。職員が管理しやすいということは、施設の利用者が生きにくいことなのだ、と彼は言うのです。

最初は四つの棟の二つを廊下でつなぎ、真ん中に管理棟を造って、そこですべての棟を管理できるようにとも考えました。だけど、あえて管理しにくい方法を取ったんです。管理しにくいということは、じつは人に干渉されずにいられたり、一人でいる場所があったりする、という発想でした。

各個室のドアに窓をつけてなかをのぞけるようにするかどうか、これも親たちと話し合いがありました。利用者を監視しようというのではなく、親の気持ちとしては「この子らの安全を保つために」というのもあったんですよね。でも、彼らの人権を考えて窓はつけませんでした。自閉症であるかどうかというより、人として個室のドアに窓は要らない、と私たちは考えたのです。

鍵もそうです。閉鎖室をつくるための鍵ではなく、プライバシーを守るために鍵をかけたいと望む利用者もいるのではないか、と。実際には、鍵をかけるというところまで意識がいっている人は少なかったです。それでも今、四人ほど希望している人には鍵を渡しています。一人になれる、ということが大事だったのです。

そうしたことに配慮した結果、ここでは便所のトラブルがとっても少ない。入所施設では便所のなかで何かやるとか、そこに立てこもるというのが結構多いんです、そこしか自分一人になれる個室がないから。それが全個室だとなくなる。便所のトラブルが少ないんです。それは、自閉に対する配慮というより、人に対する配慮ですよね。

■「れんげの里」の課題

そもそもみんなをまとめよう、管理しようという発想がおかしいと思いませんか？

本当はこのような町から離れた場所ではなく、地域のマンションの個室みたいなところに住んでいられたらいい。ここは親たちが頑張ってつくった施設ですが、やっぱり生活が貧しいんです。近くにちょっと買い物に行けるスーパーマーケットがない、出かけられるところもない、帰り道に悪いことをする機会もないんです。僕はどうしてもこういう生活を幸せだと思えない。

だけど、小澤さんは、「ここでは自閉を生きることができる」と評価してくれた。だとしたら、それをどのように先へと展開していくのか。施設のなかではなく、地域が「自閉で生きられる」、そういう時代が来ない限り、彼らは幸せではないんじゃないか。まだ開所から三年目ですが、僕は、いかに「れんげの里」がなくなるかが課題だと思っているのです。

ただし、さしあたって本人や親たちの今の大変さを受け止める場所がないのも事実です。これまでずっと自閉症の子どもと生きてきたあるお母さんが、「れんげの里」に子どもを預けられ、週末には家に一緒に帰られるんですが、「一日って、こんなに長かったんですね」って言われたんです。自閉症の子どもが生まれたその日から、お母さんはその子が起きている間、ずっと走りっぱなし。その子が寝たちょっとの間がお母さんの人生のすべてみたいな、そんな状況を、これまで親子は生きてきたんです。あの親たちの大変さ。それを思ったら、彼らといっしょに大変さを担ぐ場所は要ります。僕はそれを否定する考え方は好きではありません。ただ、親たちの安心と本人の幸せは別物だと思うのです。

僕はここをゴールだと思っていません。ゴールにしたらあかんと思っている。そこが親たちと僕が接点をもって、いろいろ話をしていくなかで、お互いに歩み寄ったところかな。

以下の二点を合意して進んできたように思います。
①「れんげの里」より豊かに暮らすことのできる場所がない限りここでの生活を保障する。
②ここより豊かに暮らすことのできる場所を創る運動の拠点とする。
将来的には、「れんげの里」を拠点にして、三重県各地にグループホームみたいな小さな住まいや地域の人と共同して働くことができるような場をつくっていきたいと、今、親たちと将来構想委員会も立ち上げて話し合いを始めています。

実際、ここを支えている親たちはすごいんです。なかには子どもをここに入所させていない親も参加しています。その子は自閉的傾向が強いのですが、「施設ではなく、家で暮らしたい」と言葉を介して親に話せます。しかし、多くの自閉症者たちは、自分の気持ちを言葉にして伝えられない。その人たちの代弁者として活動にかかわりつづけるという親御さんもいるのです。

別のあるお父さんは、「れんげの里」のスタッフにこんな希望を語っています。

「私たちは、ゆりかごから墓場までというものを入所施設に期待しているわけではありません。本当にその子のためになるのなら、施設から出すという決心をして親とやりあうぐらいのサポーター（支援員）になってくれたらいい。『れんげの里』は、子どもたちがこの先自分たちの力で生きていける、そのための場であって、気持ちよくゆりかごのように暮らして、そのまま墓場に行くような施設にはしたくない。絶対にあの子たちは社会で生きられるはずだと思うんです」

この親たちってすごいと思いませんか？　彼らといっしょに、「れんげの里」を、社会が障害者を受け止める価値観をもてるように、各自が望む街で働き、暮らすことができるような資源をつくっていくための拠点にしたいんです。

障害の重い人を地域のなかでどんなふうにみていくかというのは、これまでも僕のテーマだったのですが、迷惑をかけながら、地域で生きていく生活って素敵なんですよ。障害のある人が地域で住むというのは迷惑をかけ合うということ。それを迷惑と考えるかどうかなんです。

実際は、自閉症の人が地域に出ていくと、差別を受けながら生きていくしかない。これはなかなか解決しないんですよ。ですが、小澤さんが昔、僕に言った言葉があるんです。「矛盾は解決しようと思うな。矛盾は広げろ」と。小澤さん、忘れたかもしれないけれど。

■津での小澤講演を聴いて

今、親たちと地域に出ていく将来構想を練っているのですが、スタッフたちとは新たに研究会を始めました。利用者の「暮らしやすさ」を支援する技術を探っていくのがその目的です。

小澤さんの本や講演を聴いていると、痴呆も自閉もほとんどいっしょやなと思いました。大事なのは「心に寄り添うこと」なんですよね。

じつは、小澤さんやクリスティーンさんの本を読んで痴呆に興味をもつまで、僕は「ぼけるが勝ち」とずっと思っていました。ぼけてしまったら、まわりが見えなくなってしまう。イメージで言うなら、世界全体がぼやっとして見えにくくなっているという感じがあったんです。

ところが、クリスティーンさんの本には、人の役に立ちたいと痴呆の人も思っている、誇りをもって生きたいと願っている、と書かれている。そういう思いを知ると、真っ暗闇のなかに一つすうっと光が見えてくる。そこがまず驚きでした。

小澤さんが講演で話されていた「知的補助具」ですが、「補助」というのは、その光のところに手をさしのべる、何かを補っていくことで、それができたら、そのぼやっとしているところが明るくなっていく、そういうイメージをもったんです。

そのときに僕は、これまでもっていた「ぼけるが勝ち」みたいな見方は決定的に違っていたなとわかったんです。それとともに、自閉症と痴呆症はよく似ていると思いました。大事なことは、彼らが誇りをもって生きやすくなればいいだけなんや、と。

自閉症の人へのかかわりで一つ例をあげるなら、何かを伝えるときに、目で見えるようにするということはとても有効だと言われています。たとえば、「ゴミを捨ててはダメ」というのは映像にならないでしょう。ですが、「ゴミは、このゴミ箱に捨てて」といえば絵になる。写真や絵をつける、そういう情報提出の仕方をするときちんと伝わることがあるんです。

それからもう一つ大事なのは、この人だったら、という信頼関係かな。たとえどこに足をついていいか分からない真っ暗闇でも、この人の手助けがあれば歩いていけるという感じ。痴呆の人だって同じではないですか？　不安がいっぱいだけど、この人の言うことならやってみようということがあると思う。そういう安心感みたいなものが大事なのかなって。

僕はケアで大事なのは、橋をかけることじゃないかと思うんです。こっち側から手を差し伸べるときに、自閉症を抱える人の情報に不足しているところを補っていくという方法があるんです。それは橋をかけることだったり、彼らが足を踏み出せるように、暗闇にスポットのように光をあてること。それが大事だと思っているのですが、痴呆も同じかもしれません。小澤さんが言っている「補助」って、そういうことだと僕は受け止めたんです。

今、「れんげの里」でスタッフと研究会を開いています。痴呆を生きる人たちの世界を理解するために、痴呆ケアにあたっている人が、クリスティーンさんの発言を聞いたり、小澤さんの本を読んだりするのと同じように、高機能自閉症の人たちが出し始めている本などを窓口にして、彼らの世界を理解する、そしてそれを手がかりにして通い合う言葉をいまだにもてない人たちの生きる世界を推しはかる、これが研究会の目的です。じつは今までもやろうと思っていたけれど、ちょっとしんどいな、と億劫に思っていました。だけど、この前の小澤さんの津での講演を聴いて、エネルギーをもらった。よし、やろう、と元気になったんです。

■障害の根っこは何だろう

僕は前にも小澤さんの自閉についての本を読んだのですけれど、当時は鮮明に見えてこなかった。今見えてきたのは、僕が自閉とかかわり出したからかもしれません。

同時に痴呆のことが頭に入ってくる。小澤さんはやっぱり、自閉と痴呆、ぜんぜん違うとは思っていないのと違いますか？

「障害の根っこは何だろう」と、小澤さんが言っていたことを思い出します。「障害なんていっぱいあるやん、その根っこは何だろう」と。僕は、小澤さんのそういうところに興味があります。「障害の根っこ」をもうちょっとはっきりさせたいんですよ。

僕にはね、小澤さんが山本周五郎に重なることがあります。山本周五郎ってなにも難しいことは書かない。「人にはみんなそれぞれ事情があるんよ」って、やさしいんですよ。極論すれば、山本周五郎の小説はただそれだけみたいな世界でしょう。みんな事情があってたいへんなんやって。なんかすっごく感じるんですよ、小澤さんと山本周五郎が重なるって。

山本周五郎の短編小説をもとに、黒澤明さんが脚本を書いて死んでしまった『雨あがる』という映画を観ました？　僕はすてきだと思いました。単純明快、人間捨てたもんじゃないって、雨があがるんですよ。それも、小澤さんと重なるんだよなあ。

あとがきにかえて

私の歩んだ道

小澤 勲

この年齢になり、生命の限りが近いことが分かっていると、どうしても回顧的な文章を書いてしまう。辛抱してしばらくおつきあい願いたい。

若い頃「なぜ、医者になったのか」とよく訊かれた。縁戚に医師はおらず、あまり確とした理由があったとも思えないが、私が中学生の時、母を乳がんで亡くした。まだ四〇歳を少し出た年齢で迎えた死であった。その母から死の寸前に「大きくなったら今は治せない病気を治せるようにしてね」と言われたのが、やはりどこかで影響を与えていたのだろう。

ただ、母は在宅で死を迎えたのだが、当時は疼痛のコントロールが不十分だったせいもあって、意識朦朧としたなかで私の手を取って自分のおなかに押しつけ、「ここに入っている棒を取っておくれ」と繰り返し懇願した。私は泣きながらさすることしかできなかった。こうして、おそらく誰でもが死に対して敏感な思春期にあった私には、よりいっそう死への恐怖が深く刻印されたように思う。

それでも結局医学部に入り、卒業後、死とは縁遠そうな精神科を専攻することにした。だが、それは大きな間違いで、病者の自死という事態に当面すると、本当におたおたした。精神科医をやめようと思ったことも一度や二度ではない。ただ、私自身が主治医として診ていた人たちについていえば、自死に終わった人は他の医師に比べておそらくかなり少なかったのではないだろうか。いつも敏感に死の影を察知しようとしていたのかもしれない。

一九六三年、私は京都大学医学部を卒業し、インターン生として大学病院で研修したが、その傍ら、ある経済的に恵まれない地域の診療所でお手伝いをしていた。往診について歩き、点滴が終わりそうな時刻になると抜針して回り、患者さんとお話し、医師への伝言などを聞いた。

夕刻に行くと七輪でホルモンを焼いて肴にし、縁台で酒を飲んでいる人も多かった。「先生、飲んでいきなよ」とよく声をかけていただいた。仕事中だからと丁重にお断りしたが、ホルモン焼きは時々つまみ食いさせていただいた。市中に焼肉屋が今ほど目立ってあるわけではなく、ホルモンが店先に置かれているなどということもなかった時代のことである。

そのうち、大学などでは間違いなく効果をあげるはずの抗生物質がまったく効かない人たちがいることに気づいた。どうしてなのですか、と教えていただいていた医師にお訊ねすると、あの人たちは肺炎になっても仕事に出ているのだから養生ができていないのですよ、と聞かされた。

次に往診した時「休んでくださいね」と声をかけると、「仕事せんかったら明日の飯が食えんよ。先生が食わしてくれるんか！」と厳しい声で叱られた。医学が病気を治すと素朴に考えていた自分が恥ずかしかった。病む人の暮らしが見えていないと医学だけではどうしようもないことがある。この時に学んだことが、私のその後の考え方に大きな影響を与えることになったのだろう、と今になって思う。

インターンを終えた私は、京都大学医学部の精神医学教室に入ったのだが、当時の教授は村上仁先生で、精神病理学の泰斗であった。しかし、現在ほどではないが、すでに精神医学も生物学的研究がもてはやされる時代に入っており、精神病理学などはごく一部の変わり者の学問のように言われだしていた。私自身も深遠な精神病理学を敬遠したが、それでも心病む人たちの症状や行動を分からないと決めつけ、記述することをもってよしとするのではなく、そこに何とか理解の道をつけたいという漠然とした志は、門前の小僧のように受け継いだのかもしれない。

学生時代は生化学教室に出入りし、試験管を振ってもいたのだが、臨床の魅力には勝てなかったようだ。

ここからが、振り返ってみても実はまったくの偶然の積み重なりなのだが、よく人に「自分の意思で選択してきたのですか」と訊ねられる、ちょっと不思議な経験の軌跡を辿ることになる。「神の思し召しですよ」と言われたこともある。虚子に「去年今年《こぞことし》貫く棒の如きもの」というよく知られた句があるが、私の人生は振り返ってみると、「棒の如きもの」に貫かれていたように見えるのだ。

大学では、高木隆郎先生が主宰しておられた児童精神医学部門に属し、自閉症児とのつきあいを始める。私の初めての論文は自閉症に関するものである。当時、自閉症はもっとも早く発症した統合失調症（分裂病）であるという説と性格の偏倚であるという説とが対立していた。だが、その裏に共通して流れていたのが、親の育て方が悪いという非難であった。

私はまったく違う説を立てた。つまり、自閉症を発達性認知障害と考えたのである。そこには、親への非難を遮断したいという思いもあった。これは、自閉症を広汎性発達障害と捉える現在の定説の、わが国では最初の論文だった。一方で脳の障害を見据え、しかしそこにすべてを還元するのではなく、心のありかを探るという方法は、この頃からのものである。

当時出会った自閉症児はすでに中年に達しているが、その何人かとのつきあいは今もつづいている。後に、痴呆ケアにのめり込み始めた頃、同僚たちに「言葉の通じない人たちとよくつきあえるな」などとよく言われたが、言葉は心と心を結ぶ一つの道にすぎないという確信は彼らに教えられたものである。

その後、不登校、ひきこもりという、やや年齢をあげた子どもたちと出会うことになり、なかなか外来に来てくれない彼らの自宅を訪問して回った。当時の不登校には、なかなかエネルギーのある子が多く、訪れると壁や家具が打ち壊され、ほとんど柱しか残っていないような、ガラスの破片が散乱した部屋で彼らと向き合った。

当時、児童を診る職場は少なく、一九七〇年、京都府立洛南病院に勤務を始めた。患者さんは統合失調症が大半であったから、その治療にのめり込んだ。統合失調症は青年期の病である、と当時の私は考えていた。自分が自分であるということをめぐっての病と言おうか。

数年経って、同じ府立の総合病院でサテライト外来を週二回担当することになった。しかし、私の外来には、総合病院の精神科に多い神経症やうつ病ではなく、福祉事務所御用達と看板をあげようかと冗談で福祉事務所の職員に言ったほど、経済的に恵まれない一人暮らしの統合失調症者が集まった。朝から夜遅くまで外来診察をし、終わってから往診にも回った。周囲とトラブルが起こったりすると、地域の人たちと話し合いをもったりもした。

往診先に、一人暮らしの痴呆の方がおられた。その方の元を訪れると、どこからが部屋なのか分からないほど雑然としていて、ボロ布のような万年床に臥せっておられたが、枕元にはカビの生えたお粥が鍋に入っており、じめじめした部屋を虫が這いずり回っていた。それまで病院や保健所からの訪問を拒絶し、部屋にも上げない人だったらしいが、初めての訪問から血圧まで測らせてくれた。そのうち仲良くなり、昔話をしてくれたり、掃除や散髪をさせてくれたりするようになった。「きたながり」ではない私は、靴を脱いで上がり込み、彼の傍らにすとんと座ったのだが、彼が後に言うのに、「誰もがどこで靴を脱いだらよいのかと躊躇し、座らずに立ったまま話す連中が多かったが、あんたは違った。見所がある奴だと思ったよ」。

それでも、痴呆を抱える人の診療は全体のごくごく一部で、この時期には統合失調症の治療に心を奪われていた。うつ病の治療は苦手だった。統合失調症の深い哀しみは実感できたが、うつ病は現世の枠組みのなかでヒエラルヒーが上がったり下がったり、はじき出されたりすることがきっかけになって起きることが多く、正直言って、そんなしょうもないことで悩むな、と感じてしまっていたのであろう。

うつ病は中年期の病なのである。ただ、苦手と感じていたからこそ、うつ病の精神病理や治療方法の勉強をした。どのような言葉遣いで接したらよいかも自分なりに考案した。この時の勉強が痴呆のケアを考えるときに役立った。私の痴呆論はかなりうつ病論に近いものがある。そして、四〇歳代も終わる頃には、自分自身がこの世の規範に巻き込まれてしまったからだろうか、ようやくうつ病治療も苦にならなくなった。

サテライト外来、往診などで飛び回っていたから、洛南病院で私が担当していた病棟のスタッフからクレームが付いた。病棟での治療時間が少ない、というのである。休日などに出てきて埋め合わせをしていたつもりでも、常には病棟にいないのだから、病棟担当医失格と言われても仕方がない。

結局、医局で話し合ってもらって、老人病棟ならあまり医師の仕事もないだろうから、そこを担当するように、ということになった。当時の老人病棟は統合失調症などで長期在院しているうちに高齢化し、精神症状はもうほとんどなくなっているが日常生活に介助を必要とするようになって退院できなくなった長期在院者が集められていたのである。
老人病棟の担当になってしばらくした頃、ある方から痴呆を病む母をしばらく預かってくれないか、という相談を受けた。この方には本当にいろいろのことを教わった。これが、痴呆を病む人のケアにのめり込むきっかけになった。ちなみに、この相談者が「呆け老人をかかえる家族の会」の現代表、高見国生氏である。

この頃、父が脳血管障害に罹患し、それでも一人暮らしをしていた自宅で着衣にストーブから引火して全身火傷を負い、ついには痴呆化した。総合病院に入院したのだが、さまざまなトラブルを起こして強制退院になり、在宅で介護した。自宅でも攻撃的になったり、弄便があったりで、大変だった。
父とは複雑な家庭事情を背景に、父は私を勘当し、私は父を義絶して、一時は往き来さえ途絶えていたのだが、他にも兄弟姉妹がいるのに、なぜか成り行きで私が自宅に引き取って、最期を看取ることになった。とはいっても、ほとんど私のつれ合いが看てくれたので、今も私は彼女に頭が上がらない。

さて、お分かりいただけたであろうか。期せずして幼児期から学童期、青年期、中年期、そして老年期と実に順序よく人生の各時期を追うかのように治療対象が変わってきたのである。決して自分の意思で決めたことではないのだが、臨床家冥利に尽きる。先に、私の人生には「貫く棒の如きもの」があったと書いたのは、このことである。
私の痴呆ケアに対する考え方は、このような背景があって辿り着いたものであろう。

一九九一年、私は洛南病院の副院長に就任した。その結果、臨床からはどうしても離れがちになり、鬱屈したあげくに三年でその要職を投げ出すことになる。そして、年若い友人の作業療法士の紹介で、まったく住んだこともなく、何の人脈もなかった（紹介してくれた作業療法士はその組織傘下の病院スタッフだったが）広島（三原市）の地で介護老人保健施設「桃源の郷」の施設長を引き受けることになった。もともと関東圏で生まれ、京都文化になじみにくかった私は、いつか京都の地を離れたかったということもある。

広島は私の性に合った。私の借家の前の道路で、大声で「内緒話」をしている人たちがいる。私のつれ合いは真珠腫の手術で少し難聴があり、声が大きいだけでも住みやすいと真顔で言っていた。

あちこちで講演を依頼され、どんな小さな会でも話に行った。まだ痴呆に対する偏見が残っていて、そのせいで痴呆ケアにつまずくことがあったのを何とかしたいと考えたからでもある。そのうち「ああ小澤先生ね、懇意だよ」と街中の人から、なかには私はほとんど知らない人にまで、言っていただけるようになった。

さて、少し時計の針を戻す。一九九四年三月三一日、私は洛南病院からの退職辞令を受け取り、病院でたくさんの花束をいただいて、夕刻から車を走らせ、深夜に三原に着いた。そして、次の朝から勤務を始めた。この日から、七年間、「桃源の郷」で暮らしたことになる。文字通り、朝八時頃から夕刻、時には夜遅くまでずっと痴呆を抱えた人たちやスタッフといっしょに暮らしていたのである。この七年間は、私にとってかけがえのない時間だった。素朴でやさしく、一所懸命に働いてくれたスタッフたちに支えられて四〇年近い私の精神科医生活の締めくくりができたと感じている。

この経験を土台に一九九八年『痴呆老人からみた世界』（岩崎学術出版社）を上梓した。職場で書くことは禁欲的にしなかったから、真夜中にこっそり寝床を抜け出し、あるいは早朝に起き出して書いた。この本の内容の要約は、第一部の講演記録に記されている。

二〇〇〇年に介護保険制度がスタートし、一年経って施設運営にもほぼ見通しがついた頃、どこか身体的不調を感じ、このままではみなさんに迷惑をかけそうだという予感があって、二〇〇一年三月に職を辞した。以後は、種智院大学で教官としてここまで学んできたことを若い人たちに伝える最後の仕事をしている。

ここまでがかなり退屈な、私の回顧録である。よき師、よき友、よき同僚に恵まれながら、失敗も多く、生涯、周囲に迷惑をかけっぱなしだった私だが、暮らしのなかで病者とかかわろうとする志と、対象の心に寄り添おうとする気持ちを忘れなかったのが、取り柄だったといえば取り柄だったろうか。

朝顔の紺の彼方の月日かな　　波郷

二〇〇四年六月一〇日　六六歳の誕生日に

謝辞

講演会を企画された「れんげの里」の柳さん、「デイハウス沙羅」の伊藤さん、講演内容の収録および取材など、さまざまにご尽力いただきました。ありがとうございました。

今回直接はご登場いただきませんでしたが、「れんげの里」の取材の折、利用者の保護者の方々にもいろいろと貴重なお話を伺いました。柳さんのお話の中に、それぞれのお声を入れさせていただいたこと、この場を借りて御礼申し上げます。

また「桃源の郷」の皆様、お忙しいなか、幾度も取材をさせていただき、本当にありがとうございました。取材に応じていただいたご家族の方々にも深く感謝いたします。

そして本書の企画を最初に立ててくださった宮井恵次さん、すでに三輪書店を離れ、新しい職場に移られたにもかかわらず、最後まで編集に携わっていただき、ごくろうさまでした。宮井さんから編集を引き継がれた青山智さんにも大変お世話になりました。

この本が痴呆ケアの現場に立つ人たちに届くことを、私たちは心より願っています。

二〇〇四年秋

小澤　勲

土本亜理子

小澤　勲（おざわ・いさお）

1938 年　神奈川県に生まれる。
1963 年　京都大学医学部卒業。京都府立洛南病院勤務。同病院副院長，介護老人保健施設「桃源の郷」施設長を経て，種智院大学教授を務めたのち，現在同大学客員教授。
著書―『幼児自閉症論の再検討』（ルーガル社）
『自閉症とは何か』（悠久書房）
『痴呆老人からみた世界』（岩崎学術出版社）
『痴呆を生きるということ』（岩波新書・岩波書店）ほか

土本亜理子（つちもと・ありこ）

1957 年　東京都に生まれる。
ノンフィクションライター。出版社勤務，雑誌記者を経てフリーになる。
主な取材テーマは医療，福祉問題。看護，介護などの取材も多い。
それらの分野で映像制作にも携わる。
著書―『30 代で子どもを産みたくなったら』（青春出版社）
『いいお産，見つけた』（共著／農文協）
『ポジティブバース』（文香社）
『純粋失読　書けるのに読めない』（三輪書店）
『「花の谷」の人びと　海辺の町のホスピスのある診療所から』（シーピーアール）ほか

物語としての痴呆ケア

発　行　2004 年 9 月 20 日　第 1 版第 1 刷
2005 年 10 月 30 日　第 1 版第 3 刷©
著　者　小澤　勲・土本亜理子
発行者　青山　智
発行所　株式会社 三輪書店
〒113-0033 東京都文京区本郷 6-17-9
☎ 03-3816-7796　FAX 03-3816-8762
http://www.miwapubl.com
印刷所　三報社印刷 株式会社

ISBN 4-89590-215-3　C 0077